シリーズ
医療安全確保の考え方と手法 **3**

Work Process Flow Chart

業務工程(フロー)図作成の基礎知識と活用事例

第2版

［演習問題付き］

公益社団法人全日本病院協会 理事・医療の質向上委員会 副委員長
公益財団法人東京都医療保健協会 練馬総合病院 理事長
医療の質向上研究所 所長

飯田　修平　編著

日本規格協会

編著者一覧 (敬称略)

編著者

飯田　修平　公益社団法人全日本病院協会　理事・医療の質向上委員会　副委員長
　　　　　　公益財団法人東京都医療保健協会　練馬総合病院　理事長
　　　　　　　　　　　　医療の質向上研究所　所長

著　者 (執筆順)

飯田　修平　公益社団法人全日本病院協会　理事・医療の質向上委員会　副委員長
　　　　　　公益財団法人東京都医療保健協会　練馬総合病院　理事長
　　　　　　　　　　　　医療の質向上研究所　所長

成松　　亮　Lio's Planning 医業経営コンサルタント

永井　庸次　公益社団法人全日本病院協会　常任理事・医療の質向上委員会　委員長
　　　　　　株式会社日立製作所ひたちなか総合病院　名誉院長

小谷野圭子　公益財団法人東京都医療保健協会　質保証室　室長
　　　　　　　　　　　　医療の質向上研究所　研究員

藤田　　茂　東邦大学医学部社会医学講座　講師

金内　幸子　公益財団法人東京都医療保健協会　質・安全管理室　室長

長谷川友紀　公益社団法人全日本病院協会　医療の質向上委員会　外部委員
　　　　　　東邦大学医学部社会医学講座　教授

は じ め に

医療の質向上を目指して，品質管理（Quality Management：QM）の考え方を導入する医療機関が増加している．しかし，QM の考え方や手法を理解し，系統的に展開している医療機関は少ない．QM は産業界の手法であり，医療には適合できないと考える人が多いからである．

筆者らが，医療に QM や総合的質経営（Total Quality Management：TQM）を展開して約 25 年が経過した．当初の"質向上"，"質管理"の主題では，理解を得られなかった．しかし，"質向上"，"質管理"に基づいた"医療の安全確保"を前面に打ち出してから，研修会，講習会への参加者数も増加した．その後，医療法改正で医療の安全確保の義務化，医療事故調査制度が施行され，事故の原因究明と再発防止を規定したことも要因であろう．

医療安全管理者養成課程講習会で，RCA・FMEA の演習を実施しているが，参加者から難しい，大変だという感想を聞く．その要因を分析したところ，RCA・FMEA の理解が困難，作業が大変ということではなく，"根本原因"は，自分たちが実施している業務をよく理解していないことであった．"よく理解していない"とは，支障なく業務を遂行しているにもかかわらず，業務の目的・機能とそれを達成する合理的手段を理解していない，認識していない，意識していないという意味である．

業務は，一定の目的・機能・働きを達成するために，経営資源を使って，顧客要求に応える一連の作業である．一連とは，複合作業の集積であり，経営資源（人・物・金・時間・情報）の流れがあるということである．

病院では，単独・個人ではなく，多職種が多部署で並行して業務を遂行する．したがって，経営資源（人・物・金・時間・情報）の引き継ぎ，連携が必須である．

複雑な業務になればなるほど，不具合が生じやすく，不具合が潜在化し，その不具合の発生を検知しにくく，大きな悪影響を生じやすい．

一方，物の不具合は形態に表れ，見えることが多く，検知しやすい．しかし，そのほかの経営資源は目に見えにくいので，不具合の検知が困難である．

業務工程（フロー）を明確に記述し，標準化し，業務フロー図として見える化することにより，多職種が多部署で協働作業を円滑に行える．業務フロー図に始まり，業務フロー図に終わるという意味はこのことである．

本書第 1 版は，筆者が練馬総合病院において実施し開発した業務フロー図作成の考え方と手法を，全日本病院協会が実施している医療安全管理者養成課程講習会と，以下の厚生労働省研究事業および推進事業等で業務フロー図を利用した結果を参考に構成したものである．

1. 厚生労働科学研究補助金地域医療基盤開発推進研究事業（厚生科研費研究）「電子カルテ導入における標準的な業務フローモデルに関する研究」（2003・2004 年度）
2. 厚生科研費研究「医療情報システムを基盤とした業務フローモデルによる医療の質と安全性の評価に関する研究」（2005・2006 年度）
3. 厚生科研費研究「手術室における多職種間の連携を担保する業務プロセスの再構築による

リスク軽減と評価方法の確立と質保証に基づく安全確保に関する研究」（2009・2010 年度）

4. 厚生労働省「医療の質の評価・公表等推進事業」（2010，2012，2013，2014 年度）
5. 厚生科研費研究「医療事故発生後の院内調査の在り方と方法に関する研究」（2011–2012 年度）
6. 厚生労働省「多職種協働によるチーム医療の推進事業」（2013，2014 年度）
7. 全日病総研事業「手術業務及び薬剤業務における多職種間の連携を担保する業務プロセスの再構築によるリスク軽減と評価方法の確立と質保証に基づく安全確保に関する研究」（2013・2014・2015 年度）

　本書第 1 版出版後も，練馬総合病院及び全日本病院協会主催の講習会を改善しつつ継続した．また，全日病総研の研究費事業を下記のように継続受託して実施した．

8. 全日病総研の研究費事業「手術業務及び薬剤業務における多職種間の連携を担保する業務プロセスの再構築によるリスク軽減と評価方法の確立と質保証に基づく安全確保に関する研究」（2016–2017 年度）を実施した．

　この研究成果を，2017 年に『業務フローモデルを用いた手術室業務の質保証―腹腔鏡下胆嚢摘出術の安全確保―』（篠原出版新社），『業務フローモデルを用いた薬剤業務の質保証―入院注射業務の比較・検討―』（篠原出版新社）として出版し，2018 年に，『業務フローモデルを用いた手術室業務の質保証 2―腹腔鏡下胆嚢摘出術・幽門側胃切除術・緊急帝王切開術を例として―』（篠原出版新社），『業務フローモデルを用いた薬剤業務の質保証 2―入院注射業務の比較・検討（第 2 報)―』（篠原出版新社）として出版した．

　本書第 1 版出版時と現在とは種々の状況や考え方の変化があった．すなわち，業務フローモデルの記法の考え方，用語の使い方等である．基本的事項に大きな変化はない．

　本改訂に合わせて，アクティビティ図を再度，見直し，改訂・修正した．また，解説も理解しやすいように修正追記した．

　本書の出版に当たっては，練馬総合病院の職員の協力，特に，金内幸子，小谷野圭子両氏の業務における業務フロー図作成と改訂，職員の指導に感謝したい．また，共著者をはじめとする，全日本病院協会医療の質向上委員会委員および協力者に感謝申し上げる．

　本書を参考に，それぞれの病院の個別の業務フロー図を記述し，業務改善，業務革新に活用していただきたい．

　2021 年 2 月

公益財団法人東京都医療保健協会 練馬総合病院 理事長
医療の質向上研究所 所長
飯 田 修 平

目　　次

はじめに ………………………………………………………………（飯田）…… 3

第 I 編　総　　論　　　　　　（飯田）

1. 組織管理 ……………………………………………………………… 13
　1.1　変革の時代における組織管理 ……………………………… 13
　1.2　品質管理の理解 …………………………………………… 13
　1.3　医療界と品質管理界および信頼性工学界の協力 …………14

2. 医療の TQM 七つ道具 ………………………………………… 14
　2.1　医療の TQM 七つ道具の開発 ……………………………… 14
　2.2　医療の TQM 七つ道具の一番目の道具 ……………………… 14
　2.3　医療の TQM 七つ道具の関係 ……………………………… 15

3. 業務フロー図を本シリーズの第三番目に出版する理由 ……… 16
　3.1　RCA と FMEA に関して先に出版した理由 …………………… 16
　3.2　第三番目に業務フロー図に関して出版する理由 …………… 17
　　（1）　業務フローの理解不足を認識していない ………………… 17
　　（2）　業務フローの理解が業務改善に必要 ………………… 18
　　（3）　RCA・FMEA の理解が重要 ……………………………… 18

4. 多職種協働チームの構築と業務フロー図 …………………… 18
　4.1　医療の特性と業務フロー …………………………………… 18
　4.2　多職種協働チームと業務フロー …………………………… 19

5. 業務フロー図作成 ………………………………………………… 19
　5.1　業務分析 ……………………………………………………… 19
　5.2　練馬総合病院における業務分析と業務フロー図作成 ……… 19
　　（1）　職能要件書作成 …………………………………………… 19
　　（2）　MQI 活動およびプロジェクト活動における多職種協働 ……… 20
　　（3）　職員研修と業務フロー図作成 …………………………… 20
　　（4）　情報システム導入を目指した業務工程（フロー）分析 ……… 20
　5.3　全日本病院協会における業務フロー図を用いた研究 ……… 20
　　（1）　情報システム（IS）構築と業務フロー ………………… 20
　　（2）　業務フローモデルと業務革新 …………………………… 21
　　（3）　手術室における質保証 …………………………………… 22
　5.4　全日本病院協会における研修 ……………………………… 23

6. 業務と業務工程（フロー） …………………………………… 23
　6.1　業務工程（フロー）に関する用語 ………………………… 23

6.2 業務・動作・作業・仕事の関係 ……………………………………… 25

6.3 工程（プロセス・流れ）のつながり ………………………………… 25

6.4 工程で質を造り込む ……………………………………………………… 25

6.5 業務フローの把握 ………………………………………………………… 25

6.6 業務の主体（担当者）と各資源の接点（インターフェース） ……… 26

7. 業務フロー図作成手順の概要 …………………………………………… 26

7.1 検討する業務の選定 ……………………………………………………… 26

　　（1）分析する業務の選定 ……………………………………………… 26

　　（2）対象領域を選定 …………………………………………………… 26

7.2 分析チーム編成 …………………………………………………………… 27

7.3 業務分析 …………………………………………………………………… 27

　　（1）分析対象業務の概要 ……………………………………………… 27

　　（2）プロセス概要図 …………………………………………………… 27

　　（3）分析対象プロセス選定 …………………………………………… 27

　　（4）業務フロー図（アクティビティ図）作成 ……………………… 27

7.4 粒度の問題 ………………………………………………………………… 29

　　（1）業務（プロセス）の粒度 ………………………………………… 29

　　（2）用語（単語）の粒度 ……………………………………………… 29

　　（3）粒度を動作レベルまで分解する ………………………………… 29

8. 業務フロー図演習の留意事項 …………………………………………… 30

9. 業務フロー図作成講習会 ………………………………………………… 30

9.1 事前課題 …………………………………………………………………… 30

9.2 業務フロー図作成講習会プログラム …………………………………… 31

9.3 特性要因図と業務フロー図 ……………………………………………… 31

9.4 業務フロー図実施における問題と留意事項 …………………………… 32

10. 業務フローモデル ………………………………………………………… 33

10.1 業務フローモデルとは …………………………………………………… 33

10.2 UML（Unified Modeling Language：統一モデリング言語） ………… 33

10.3 オブジェクト指向 ………………………………………………………… 34

10.4 業務フロー図と情報システム開発 ……………………………………… 34

11. 用語の解説 ………………………………………………………………… 35

11.1 用語の用い方 ……………………………………………………………… 35

11.2 用語の定義 ………………………………………………………………… 35

第Ⅱ編　各　論

12.　特に留意すべき用語 ……………………………………………………（飯田）…… 41
　　（1）　確認する ……………………………………………………………………… 41
　　（2）　照合する ……………………………………………………………………… 41
　　（3）　ダブルチェック（重複点検・二重点検） ……………………………… 43
　　（4）　取り違い …………………………………………………………………… 44

13.　業務フローモデルの書き方（記法） ……………………………（成松）…… 45
　13.1　業務フローモデルの記号（構成要素） ……………………………… 45
　13.2　記載事項 ………………………………………………………………… 45
　13.3　記　号 …………………………………………………………………… 47
　13.4　業務フローモデル表現上の規約 …………………………………… 50
　　（1）　前提条件（ノート） ……………………………………………………… 51
　　（2）　プロセスで使用する帳票（ノート） ………………………………… 51
　　（3）　帳票の生成・発行（ノート） ………………………………………… 51
　　（4）　帳票の受け渡し（オブジェクトフロー） ………………………… 51
　13.5　業務フローモデルの前提 …………………………………………… 51
　　（1）　外来および病棟に共通する事項 …………………………………… 51
　　（2）　病棟に関する事項 …………………………………………………… 52
　　（3）　病棟プロセス ………………………………………………………… 52
　13.6　イベント駆動プロセスの記述に関する留意点 ……………（飯田）…… 53

14.　業務フロー図作成の目的・効果・準備 ……………………（永井）…… 55
　14.1　業務フロー図作成の目的 …………………………………………… 55
　14.2　手順と業務フロー図の違い ………………………………………… 55
　14.3　業務フロー図作成の効果 …………………………………………… 55
　　（1）　全体像から実際の作業レベルまで詳細に見える化できる ……… 55
　　（2）　各職種間・職種内の役割分担・責任権限を明確化できる ……… 55
　　（3）　教育や RCA，FMEA に活用できる ……………………………… 56
　　（4）　モノ，帳票，情報の受け渡しを見える化できる ……………… 56
　　（5）　管理指標の設定が可能になる ……………………………………… 56
　14.4　業務フロー図作成前の留意点 ……………………………………… 56
　　（1）　作成の目的 …………………………………………………………… 56
　　（2）　情報収集源 …………………………………………………………… 56
　　（3）　情報収集担当者 ……………………………………………………… 57
　　（4）　収集方法 ……………………………………………………………… 57
　　（5）　用　途 ………………………………………………………………… 57
　　（6）　施設規模 ……………………………………………………………… 57
　　（7）　多職種協働（チーム医療）の実践 ……………………………… 57

(8) 業務の流れと時間軸 ……………………………… 58

(9) IT 環境 …………………………………………… 59

14.5 業務フロー図作成の手順 …………………………… 59

(1) 病院全体で統一する ……………………………… 59

(2) 目的に応じた粒度 ………………………………… 59

(3) 業務フロー図作成における管理者の留意点 ……… 60

14.6 業務フロー図作成上の留意点 ……………………… 60

(1) 業務フロー図作成前点検表 ……………………… 60

(2) 判断決定点検表 …………………………………… 61

(3) 薬剤業務フロー図作成点検表 …………………… 61

15. 業務フロー図作成のコツ …………………… (小谷野) …… 61

15.1 作成ツール ………………………………………… 61

15.2 業務フロー図作成の流れ …………………………… 62

15.3 業務フロー図を書くために ………………………… 63

(1) 書き方の基本 ……………………………………… 63

(2) 同期の考え方 ……………………………………… 64

(3) 業務フロー図の書き方に関する留意点 ………… 65

(4) アクション表記における留意点 ………………… 69

(5) 初めて業務フロー図を書かれる方に …………… 70

(6) 情報共有と標準化 ………………………………… 71

16. 演習問題 I 書き方に問題ある業務フロー図 ……… (小谷野) …… 72

16.1 設 問 ……………………………………………… 72

(1) 問題点を指摘せよ ………………………………… 72

(2) その問題を修正した業務フロー図を記載せよ …… 72

16.2 解答例 ……………………………………………… 74

(1) 業務フロー図の問題点の指摘 …………………… 74

(2) 業務フロー図の問題点の修正 …………………… 77

17. 演習問題 II 照合に関する業務フロー図 ……… (飯田・金内・小谷野) …… 81

17.1 注射処方箋の薬剤名と注射薬の薬剤名の照合 …… 81

(1) 設 問 ……………………………………………… 81

(2) 解 説 ……………………………………………… 82

17.2 患者 ID・患者・病床・血液製剤の氏名の照合 …… 84

(1) 設 問 ……………………………………………… 84

(2) 解 説 ……………………………………………… 85

18. 確認作業の業務フロー図 …………………………… 88

18.1 ダブルチェック ……………………………… (藤田) …… 88

(1) 確認行為の書き方 ………………………………… 88

(2) 看護師 A と B が独立して同じ確認行為をする … 89

　　　(3)　読み上げる人と照合する人に分かれる　………………………… 90
　　　(4)　準備する人と投与する人に分かれる　…………………………… 93
　　　(5)　一人が時間差で二度確認する　…………………………………… 95
　　　(6)　一人でバーコードを使用して確認する　………………………… 95
　　　(7)　まとめ　……………………………………………………………… 95
　　18.2　3点認証——注射薬業務への携帯端末導入前後の比較 …(金内・小谷野)…… 97
　　　(1)　3点認証　……………………………………………………………… 97
　　　(2)　業務改善に至る経緯　………………………………………………… 97
　　　(3)　業務フロー改善後の効果　…………………………………………… 98

19.　演習問題Ⅲ　研修会参加病院の業務フロー図　………(飯田・金内・小谷野)…… 103
　　19.1　設　　問　……………………………………………………………… 103
　　　(1)　各事例の問題点を指摘せよ　………………………………………… 103
　　　(2)　その問題点を修正した業務フロー図を記載せよ　………………… 103
　　19.2　解　　答　……………………………………………………………… 110
　　　(1)　業務フロー図の問題点　……………………………………………… 110
　　　(2)　指摘事項を修正した業務フロー図　………………………………… 113

20.　業務フロー図の作成と修正　……………………………………………… 120
　　20.1　練馬総合病院における業務フロー図作成：医師の注射オーダ業務
　　　　　　　　　　　　　　　　　　　　　　　　　………(金内・小谷野)…… 120
　　　(1)　業務フロー概要図　…………………………………………………… 120
　　　(2)　業務フロー図作成講習会　…………………………………………… 121
　　20.2　ひたちなか総合病院における注射薬業務フロー図の講習会前後の比較
　　　　　　　　　　　　　　　　　　　　　　　　　………………………(永井)…… 125
　　　(1)　職種横断的な業務フロー図作成の契機　…………………………… 125
　　　(2)　講習会受講前の業務フロー図　……………………………………… 125
　　　(3)　業務フロー図の改訂　………………………………………………… 128
　　　(4)　業務フロー図修正における課題　…………………………………… 134

21.　病院管理における業務フロー図　………………………………(長谷川)…… 136
　　21.1　管理とは　……………………………………………………………… 136
　　21.2　組織・業務の見える化　……………………………………………… 136
　　21.3　業務フロー図により期待される効果　……………………………… 136
　　21.4　まとめ　………………………………………………………………… 137

おわりに　………………………………………………………………(永井)…… 138

参考文献　　139
索　　引　　143

総論

1. 組 織 管 理

1.1　変革の時代における組織管理

　社会の変化は極めて急激であり，変革の時代ともいえる．そして，価値観の多様化，顧客要求水準の限りない上昇がある．これに応えるには，組織的な継続的質向上の努力，組織変革，組織革新を避けることができない．組織革新を行うには，品質管理（Quality Management：QM），質重視の経営・総合的質経営（Total Quality Management：TQM）の導入が有効かつ必要である．

　病院は，専門分化・機能分化による縦割り・横割りの壁が厚く，標準化や情報共有がしにくい組織である．

　また，医療の特徴は，複雑性・不確実性・緊急性・個別対応・非定型業務である．

　たった一人の，一瞬の失敗や間違いにより，重大な問題や不具合が発生することがある．したがって，経営者だけではなく，全職員が適切かつ臨機応変に業務を遂行しなければならない．

　組織管理（運営）の観点では，医療も一般企業も変わらない．むしろ，健康・生命を扱い，かつ，組織及び業務が複雑な医療の特性があるからこそ，他産業や企業以上に，効率と効果（成果）を要求される．

　しかし，一般職員や中間管理職のみならず幹部職員も，医療の特性を理由に，医療は特殊であり，他産業や企業とは同じにはできないという医療従事者が多い．したがって，他産業や他分野で確立され，実務で効果を挙げている品質管理の考え方や手法の導入に拒否反応を示すことが多い．

　論理的思考，目的思考等の基本的考え方の重要性は分野を問わず，共通である．

1.2　品質管理の理解

　「地域における医療及び介護の総合的な確保を推進するための関係法律の整備等に関する法律（医療介護総合確保推進法）」の一部である第 6 次医療法改正（2014 年 6 月）で医療事故調査制度が制定されるなど，医療事故，医療安全対策が社会問題となっている．しかし，ヒヤリハット報告収集，統計的分析までが大部分であり，データを事故防止に有効活用（2 次利用）する医療機関は少ない．その理由は，品質管理手法を知らない・理解できない・医療には適用できないと考える人が多いからである．

　TQM は，単なる，QC サークル（Quality Control Circle：QCC）活動の集積ではなく，組織の責任者が率先垂範して，組織をあげて行う活動である．品質管理とは何か，総合的質経営（TQM）とは何か，なぜ TQM が必要かを理解する必要がある．

1.3　医療界と品質管理界および信頼性工学界の協力

　筆者らは，医療に品質管理の考え方や手法を導入する目的で，医療界と品質管理界との連携を図り，日本品質管理学会（JSQC）に「医療経営の総合的質研究会」を設置し（2000 年），活動している．そして，組織を挙げた継続的質向上（TQM）に基づいて質を向上させ，医療の安全を確保する観点から，TQM の医療界への普及を図っている．その一環として，『医療の TQM 七つ道具』（日本規格協会，2012 年），医療安全管理者養成課程講習会のテキストとして『医療安全管理テキスト［第 4 版］』（日本規格協会，2019 年）と本シリーズの『RCA の基礎知識と活用事例［第 2 版］』（日本規格協会，2011 年），『FMEA の基礎知識と活用事例［第 3 版］』（日本規格協会，2014 年），『特性要因図作成の基礎知識と活用事例』（日本規格協会，2018 年）等を出版している．

　また，安全工学会に医療安全研究会を設置し，信頼性工学研究者，実務者とともに，医療の信頼性を検討している．その成果を，『医療信頼性工学』（日本規格協会，2013 年）として出版した．

2.　医療の TQM 七つ道具

2.1　医療の TQM 七つ道具の開発

　何を実施するにも，基本的考え方と主要な道具の理解が必要である．品質管理では，QC 七つ道具，新 QC 七つ道具，商品開発七つ道具等がある．弁慶の七つ道具というが，七つとは限らず一そろいという意味である．

　筆者らは，医療従事者に分かりやすく，使いやすい，重要な道具として，以下の医療のTQM 七つ道具を提案した．

- ①　業務工程（フロー）図
- ②　QFD（Quality Function Deployment：品質機能展開）
- ③　FMEA（Failure Mode and Effects Analysis：故障モード影響解析）
- ④　5W1H メリット・デメリット表
- ⑤　RCA（Root Cause Analysis：根本原因分析）
- ⑥　対策発想チェックリスト
- ⑦　まぁ，いいか（不遵守）防止ツール

2.2　医療の TQM 七つ道具の一番目の道具

　医療の TQM 七つ道具の一番目は，業務工程（フロー）図である．

　業務改善・問題解決には，現状把握，すなわち，業務分析が必須である．業務を分析するには，最初に業務工程（フロー）表と業務工程（フロー）図を記述し，見える化（可視化）する必要がある．これが，業務工程（フロー）図を七つ道具の一番目にした理由である．業務工程

（フロー）図に始まり，業務工程（フロー）図に終わると言っても過言ではない．

　病院では多職種が多部署で同時並行して業務を遂行し，臨時の変更が多く，業務工程（フロー）が複雑である．円滑かつ確実に業務を遂行するには，多職種協働，役割分担，責任と権限の明確化が必要である．しかし，業務工程（フロー）を見える化（可視化）し，標準化し，情報共有の仕組みを構築している病院は少ない．

　業務を目的に応じて計画・設計し（Plan），実施し（Do），その結果を追跡・評価し（Check），是正（改善）する（Act）仕組みを構築している病院はさらに少ない．すなわち，PDCA サイクル，管理サイクルを回す病院は少ない．

2.3　医療の TQM 七つ道具の関係

　医療の TQM 七つ道具の関係を表 2.1 と図 2.1 に示す．

表 2.1　医療の TQM 七つ道具——使用目的と見える化の対象

医療の TQM 七つ道具	使用目的	見える化の対象
① 業務工程（フロー）図	業務分析（業務の見える化）	仕事の流れ（関連）
② QFD（品質機能展開）	要求分析・業務分析	要求（潜在要求）・業務機能
③ FMEA（故障モード影響解析）	業務設計（未然防止）	不具合・業務機能
④ 5W1H メリット・デメリット表	業務設計・問題発見	善し悪し（得失のバランス）
⑤ RCA（根本原因分析）	原因分析（事後対応）	出来事の流れ・真因（根本原因）
⑥ 対策発想チェックリスト	対策策定（問題解決）	発想（考え方）
⑦ まぁ，いいか（不遵守）防止ツール	標準化・歯止め	まぁ，いいか（不遵守）

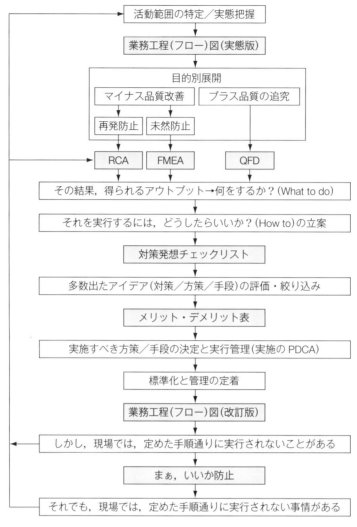

図 2.1 医療の TQM 七つ道具関係図

3. 業務フロー図を本シリーズの第三番目に出版する理由

3.1 RCA と FMEA に関して先に出版した理由

　医療の TQM 七つ道具の第一番目の業務工程（フロー）図が，本シリーズでは『RCA の基礎知識と活用事例［第 2 版］』［日本規格協会，2011 年（初版 2006 年）］と『FMEA の基礎知識と活用事例［第 3 版］』［日本規格協会，2014 年（初版 2007 年）］に続く第三番目の書である．その理由は，業務フロー図は他の手法と比べて理解しやすく，また，多くの解説書があったことである．

　RCA と FMEA は，事後対応と未然防止対策の中でも基本的手法であり，医療安全管理に適

用する信頼性手法として重要であるにもかかわらず，医療界では一般的ではなく，習熟した人がほとんど皆無であった．また，RCA と FMEA の理論と実践に基づいた良書はなく，特に，医療者に理解しやすい書はなかった．RCA と FMEA の演習を開始するに当たり，理解しやすい実用書が喫緊に必要だったからである．

RCA を第一番目に出版した理由は，医療事故分析（事後対応）に有用であり，RCA が医療従事者の診療の思考過程に適合しており，理解しやすいことである．

FMEA を第二番目に出版した理由は，未然防止に必須の手法であるが，優先順位は RCA よりは高くなく，医療従事者の思考過程に適合させるには，研修と実践による工夫が必要であったからである．

RCA，FMEA ともに，研修を継続する中で，より理解しやすいように研修自体もテキストも継続的に改善し，改訂している．

3.2　第三番目に業務フロー図に関して出版する理由

（1）　業務フローの理解不足を認識していない

医療安全管理者養成課程講習会では，RCA および FMEA は難しいという発言が多く，演習が円滑に進まない．それは，一般化したモデル事故事例を，複数病院の多職種がチームを組んで分析するので，当事者ではなく，具体的に思考できないからと考えていた．

しかし，演習終了後，自院の事例を RCA 及び FMEA で分析する課題報告を見ると，自院の事例でも，RCA および FMEA を適切に実施できない受講生（病院）が多かった．

また，厚生科研費研究「医療事故発生後の院内調査の在り方と方法に関する研究」（2011-2012 年度）の一環として，院内医療事故調査を実施し，報告書をまとめた 17 病院を訪問調査した．筆者らが実施した研修会の受講者でさえ，RCA あるいは FMEA を実施しない，あるいは，適切に実施できない病院があった．

その原因には，RCA あるいは FMEA を理解している職員が他にいない，あるいは，少ないことがある．

さらに重要な原因としては，日常業務の流れ（業務フロー）を作業レベルまで理解せず，明確に認識せず業務を遂行しており，業務工程表を記述できず，業務フロー図を作成できないことが判明した．

すなわち，以下に示す通りである．

① 医療事故発生報告書は，極めて不十分であり，また，間違いも多い．事実経過を明確かつ過不足なく記述できない．

② RCA において，出来事流れ図を適切に作成できない．また，事実把握のための事情聴取を適切にできない．また，出来事と予定作業との相違を認識できない．したがって，なぜなぜ分析で，適切な質問ができない．（『RCA の基礎知識と活用事例［第 2 版］』参照）

③ FMEA において，業務工程表を記述できないので，単位業務，単位業務の目的・機能を記述できない．したがって，重要な不具合様式（FM：Failure Mode）を抽出できない．不具合様式（FM）の影響を適切に記述できない．（『FMEA の基礎知識と活用事例［第 3 版］』参照）

④　大部分の病院で業務手順書（マニュアル）を作成するが，粒度は粗く，作業レベルまで分析していない．したがって，一般的・抽象的な表現が多い．

⑤　自部署・自職種の業務だけに焦点を当て，関連部署・関連職種も含めた関係まで分析しない．

⑥　RCA や FMEA では，具体的作業が分かる単位業務の粒度まで分析する必要がある．したがって，従来の手順書と同様の考え方の業務フローの記述では分析が不十分になる．

（2）　業務フローの理解が業務改善に必要

　RCA や FMEA を実施するためには，単位業務まで洗い出し，業務フローを分析し把握しなければならない．したがって，RCA や FMEA を実施すると，結果として，情報共有，業務を見直し，改善につなげることができる．

　また，RCA と FMEA の導入を契機として，質管理の考え方や手法を普及させるとともに，組織横断的に業務を分析し，改善，再構築を進めるよい機会となる．

（3）　RCA・FMEA の理解が重要

　業務フロー図作成が目的であれば RCA・FMEA の理解は必須ではない．しかし，真の目的は，業務フロー図を作成することにより，現状の業務を把握し，現状の問題点を認識することである．次に，問題の要因・原因は何か，対策は何か，業務のどこにどんな手を打つべきかを検討し，解決することである．業務改善，業務革新，新規業務計画に必要な事項である．

　RCA の考え方や手法が，業務の洗い出しと問題点の把握，その要因・原因究明，対策立案に有効である．

　また，FMEA の考え方や手法が，工程表作成，単位業務の目的・機能，起こり得る不具合様式（FM），FM の原因，FM の影響，対策の検討に有効である．

　医療の TQM 七つ道具関係図（図 2.1）に示すように，業務フロー図作成（現状あるいは新規）→ RCA →特性要因図作成→ and/or FMEA 実施→業務フロー図作成（改善後）という，PDCA サイクルを回すことにより，業務改善・業務革新を推進できる．

4.　多職種協働チームの構築と業務フロー図

4.1　医療の特性と業務フロー

　医療の特性は多職種が多部署で業務を遂行し，多様な患者の状態の変化に適応し，不確実・複雑であること，また，日常的に，変更・中断があることである．

　また，常に並行して作業しており，他の患者や他の作業の割り込みによる中断が頻繁にある．

　すなわち，医療では，事前に周到に計画し準備しても，予定通りにはいかないことが多い．起き得る事項を洗い出し，対応を準備する必要がある．

　その前提として，予定，あるいは，通常の業務フローを分析し，業務フロー図を記述し，さらに，起き得る事項に対応する業務フローを記述することが望ましい．

4.2　多職種協働チームと業務フロー

　業務フロー図とは，職種（担当者）・役割ごとの業務を時系列に並べ，ヒト，モノ，帳票，情報の流れを見える化した図である．ムリ・ムラ・ムダや危険業務を特定でき，インシデント・アクシデント事例分析に有用である．業務フロー図を多職種が検討する過程で連携を促進し，チーム医療を促進できる．

　業務フローを見える化することで，研修医，新人看護師，人事異動で担当業務の変更があった者等が，予定の業務を把握できるだけではなく，医療安全上の陥穽（ピットフォール），多職種間の情報交換の目的・場・時等を把握できる．

　さらに，インシデント・アクシデントの解析に利用し，質管理，安全管理，リスク管理，データ管理実務担当者を支援し，医療の質向上と安全確保に有益な道具（ツール）として活用できる．

5.　業務フロー図作成

5.1　業 務 分 析

　業務フロー図作成では，最初に，業務分析が必要である．すなわち，当該業務を業務担当者（アクター）ごとに時間軸で洗い出す．詳細は各論で解説するが，概要と詳細の2段階あるいは3段階の粒度で記述する．粒度は，分析対象業務の大きさや目的によって異なる．

　日常業務を支障なく遂行していても，当該業務を適切に把握していない職員が多い．したがって，業務フロー図を適切に記述できない．今まで，大きな問題が発生していなくても，重大な医療事故として露呈する可能性（リスク）がある．

5.2　練馬総合病院における業務分析と業務フロー図作成

（1）　職能要件書作成

　練馬総合病院では，職能資格制度導入時（1994年）に，全部署の職務を分析し職能要件書を作成した．しかし，各部署の手順書・マニュアルはあるが，一部の作業の漏れや粒度の不統一の問題があった．そこで，業務分析の目的と記法を教育した上で，部署ごとに業務を洗い出した．

　業務を理解して，支障なく業務を遂行しているように見えても，自部署の業務を職務要件書作成に使える記述はなかった．

　詳細な業務フロー図を作成する段になると，部署ごとの業務分析だけでは，部署間にわたる業務の分析が十分ではなかった．その理由は，職務要件書作成と業務フロー図作成とは目的，基本的考え方，方法が異なるからである．

（2）　MQI 活動およびプロジェクト活動における多職種協働

　練馬総合病院では，総合的質経営（Total Quality Management：TQM）の一環として，医療の質向上（Medical Quality Improvement：MQI）活動を 25 年間実施している．また，並行してプロジェクト活動を実施している．その中で，業務工程表，業務フロー図を活用している．MQI 活動およびプロジェクト活動は多職種，多部署で活動する．職務要件書作成時とは異なり，部署間の業務の関係を明らかにした業務フロー図を作成した．

（3）　職員研修と業務フロー図作成

　練馬総合病院では，教育研修と MQI 活動で共通の年間統一主題を設定している．教育委員会の活動は役職者研修，一般職研修，新入職員研修，その他委員会・プロジェクトの研修会からなる．毎年，上半期に 1 日あるいは 1 泊 2 日の役職者研修と看護部役職者研修を実施している．役職者研修の成果を踏まえて，下半期にリーダー研修と一般職員研修を実施している．

　（1），（2）に示したように，業務フロー図作成を推奨あるいは指示命令したが，必ずしも適切な業務フロー図を作成できなかった．そこで，体系的な教育が必要と判断し，2006 年に，年間統一主題「造る―職員・患者・地域が良かったといえる病院を造ろう―」に基づいて，業務フロー図を用いた役職者研修，リーダー研修，一般職員研修を実施した．その後，職員の交代，業務の変更があるにもかかわらず，業務フロー図の改訂が不十分であった．再度，2014 年に，年間統一主題「ながれ―自分の役割を知る―」に基づいて，業務フロー図を用いた役職者研修，リーダー研修，一般職員研修を実施した．その後も，業務フロー図を重視し，2020 年に，年間統一主題「繋げる―自と他の関係を次の段階へ―」に基づいて検討している．特に，新型コロナウイルス対応に関して複数の業務フロー図を作成して検討した．

　これらの結果，業務フロー図作成時の問題点が明らかになった．詳細は"第 II 編　各論"で解説する．

（4）　情報システム導入を目指した業務工程（フロー）分析

　厚生科研費研究「電子カルテ導入における標準的な業務フローモデルに関する研究」（研究代表者　飯田）（2003・2004 年度）を実施した．まず，約 9 か月間，練馬総合病院の入院，外来の主な業務工程（フロー）を分析対象業務ごとに IT の専門家と各職種の担当者とが共同で分析し，業務工程（フロー）図を作成した（As Is）．その後，情報システムを導入した場合（To Be）の業務工程（フロー）を分析し，業務工程（フロー）図を作成した．

5.3　全日本病院協会における業務フロー図を用いた研究

（1）　情報システム（IS）構築と業務フロー

　病院情報システム（HIS：Hospital Information System）は，満足できる状況ではない．この要因は，医療側と IS 開発側との間の意思疎通が悪いことにある．業務に関して共通認識を持つために，業務の見える化が必要である．

　見える化の方法として，業務工程表，業務フロー図がある．全日本病院協会（全日病）の医療の質向上委員会は，関係者間の意思疎通を目的に，「病院情報システム基本要件検討プロジェクト」（2001 年）を開始した．基本要件とは，要求仕様，すなわち，達成目標（目的），運

用（業務内容・業務フロー）を明確にすることである．

医療側と IS 開発側が協力して，情報共有，意思疎通の障害と対策を検討した．成果に基づいて，『病院情報システム導入の手引き—失敗しないシステム構築のために—』（じほう，2007年）を出版した．

（2）　業務フローモデルと業務革新

(1)のプロジェクトと並行して，厚生科研費研究「電子カルテ導入における標準的な業務フローモデルに関する研究」（2003・2004 年度）を実施した．

病院における業務フローモデル*作成作業を進めた．前述のとおり，練馬総合病院で作成した現状の業務フロー図（As Is）を基に，他の病院の現状の業務フロー（As Is）を分析し，業務フローモデルを参考に標準的な業務フロー図を作成した．この過程で現状の問題やリスクを把握し，原因と改善策を検討した．さらに，練馬総合病院で作成した HIS 導入時の業務フロー図（As Is）を基に，他の病院の HIS 導入時の業務フロー（To Be）を分析し，HIS 導入時の標準的な業務フロー図を作成した．

厚生科研費研究の成果に基づいて，『電子カルテと業務革新』（篠原出版新社，2005 年）を出版した．

この研究を詳細化し，厚生科研費研究「医療情報システムを基盤とした業務フローモデルによる医療の質と安全性の評価に関する研究」（2005・2006 年度）を実施した．複雑かつ重大な事故発生が多い，薬剤および手術部門の業務プロセスを把握し，改善する方法を提案した．薬剤および手術の業務の流れを業務フローモデルとして見える化した．さらに，これらの業務に携わる担当者の各作業（アクティビティ）の危険性を洗い出した．

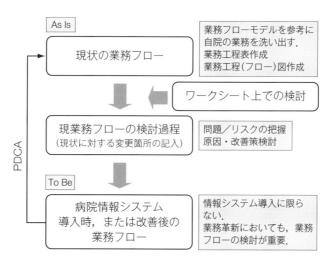

図 5.1　業務フローモデルと情報システム開発

---

* 業務フローモデルとしては，統一モデリング言語（Unified Modeling Language：UML）を用いた（10 章参照）．

（3）　手術室における質保証

①　医療の安全を確保するために品質管理手法（業務フロー分析，FMEA 等）を体系的に
用いて，厚生科研費研究「手術室における多職種間の連携を担保する業務プロセスの再構
築によるリスク軽減と評価方法の確立と質保証に基づく安全確保に関する研究」（2009・
2010 年度）を実施した．

　専門性が高く，質と安全性が患者に直接大きな影響を与える手術室内の業務プロセスに焦点
を当てた．具体的術式に関して医療従事者の作業レベルまで検討した．医療行為の中で，最も

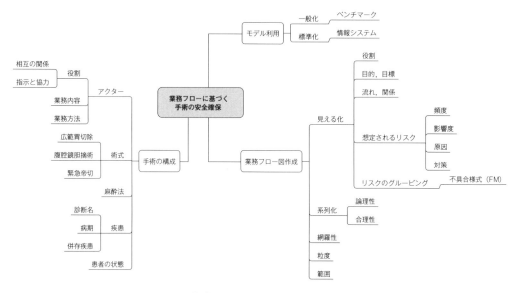

図 5.2　業務フローに基づく手術の安全確保

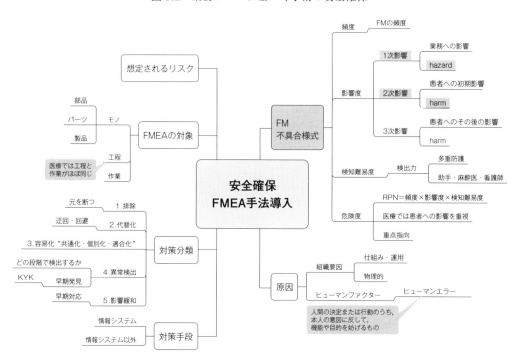

図 5.3　故障モード影響解析（FMEA）の導入

複雑，非定型，危険な手術室内の業務プロセスを検討することにより，他の医療行為に比較的容易に適用できる．

② 厚生科研費研究の成果を詳細化するために，全日病総研事業「手術業務及び薬剤業務における多職種間の連携を担保する業務プロセスの再構築によるリスク軽減と評価方法の確立と質保証に基づく安全確保に関する研究」（2013・2014・2015 年度）を実施した．

業務フロー図に基づいた薬剤業務改善を検討した．また，①②の研究を発展させて，業務フロー図に基づいた手術室の業務改善について検討した．

5.4 全日本病院協会における研修

厚生労働省「医療の質の評価・公表等推進事業」（2010，2012，2013，2014 年度），厚生労働省「多職種協働によるチーム医療の推進事業」（2013，2014 年度）で業務フロー図作成講習を実施し，2015 年度厚生科研費研究「業務フロー図に基づく医療の質向上と安全確保を目指した多職種協働チームの構築と研修教材・プログラム開発に関する研究」（研究代表者飯田）を実施した．

安全管理や業務改善の側面だけではなく，適切に業務を遂行するためにも，業務フローの"見える化"を目的に，業務フロー図作成講習会を企画し，実施した．

受講者に，事前に，業務フロー図作成のテキストを送付し，自院の薬剤に関する業務フロー図作成を課題とした．事前に収集した業務フロー図を検討した結果，業務が多彩であることは当然であるが，完成度，粒度が多様であった．

病院単位で自院の業務に関して，2 日間の研修を実施した．業務フロー図の作成方法を理解し，作成し，修正し，業務フロー図（As Is）から見えた自院の業務の問題点を把握し，改善・対策案を策定し，改善した場合の業務フロー図（To Be）を作成した病院があった．

院長が参加した病院では，業務フロー図作成の経験はなかったが，事前課題で自院の業務フローを分析した結果，問題点が明確になり，研修中に具体的な改善案を作成し，研修後に実施した事例がある．

各論（12 章以降）で，練馬総合病院および全日病の研修会等で作成した業務フロー図を材料に作成した演習問題を解説する．

6. 業務と業務工程（フロー）

6.1 業務工程（フロー）に関する用語*

業（務）　反復，継続する意思を持ってする行為をいう．
業務　業における責務であり，一定の目的・機能・働きを達成するための，所定の行為（動作・作業）である．経営資源を使って，顧客要求に応える一連の作業である．

---

* 6 章，7 章では用語の粒度の問題に関して繰り返し解説する．分析の対象業務の種類や分析目的により異なることに留意いただきたい．

動作　何かをする目的で，身体を動かす作業をいう．機器や情報システムの動きに用いる場合もあるが，本書では医療者の行為をいう．

作業　一定の目的と計画の基に，身体または知能を使ってする仕事をいう．

仕事　何かを作り出す，または，達成する行動をいう．

工程（プロセス）（広義）　入力（input），プロセス（処理・加工・工程）（狭義），出力（output）という一連の作業をいう（図 6.1）．工程（プロセス）は図 6.2 に示すように入れ子になっている．また，多職種・多部署で並行して，連続して，あるいは，断続的に行う．

フロー　ヒト（担当者：行為の主体，協力者：役割，患者：対象），モノ（医療機器，薬剤，医療材料，帳票・書類，その他），情報（モノに付随して流れる場合と，情報のみの流れがある），コト（動作，作業）の流れであり，複雑に組み合わさっている．フローは動的であり，時間・空間を移動する．

業務工程（プロセス・フロー）　資源を利用して，価値を産み出す一連の行為，手順，過程をいう．プロセスは処理，加工という視点が強い．

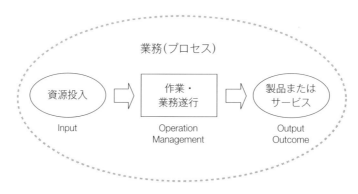

図 **6.1**　業務プロセス

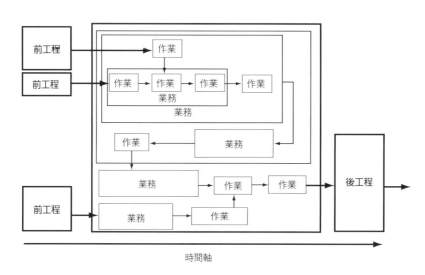

図 **6.2**　業務工程の構成

6.2　業務・動作・作業・仕事の関係

前節で用語を定義したが，文脈，視点，粒度により，異なる意味で用いることがある．

本節では，業務フローの検討では，粒度の問題が常にあることを指摘するにとどめる．詳細は，7.4 節に述べる．

業務は，複数の動作・作業の組合せから成り立つ．複数の動作・作業を一人で行うこともあれば，複数の人が並行して，あるいは，引き継いで行うことがある．

動作・作業によって，ヒト，モノ，情報が何らかの影響を受け，変化あるいは変質する．変質とは，付加価値をつけることであるが，結果として不具合（マイナスの付加価値）を発生する場合がある．業務フローで特に付加価値に視点を置いた表現が，バリューチェーン（Value chain）である．

また，動作・作業と動作・作業の間に接点（インターフェース）があり，何らかの関係（つながり）がある．接点では，物理的なモノの移動や受け渡し，情報の移動や受け渡し，モノと情報の移動や受け渡しがある．すなわち，ヒト，モノ，情報の内容・時間・空間の変更・移動を伴う．

6.3　工程（プロセス・流れ）のつながり

品質管理では，「後工程はお客様」という表現がある．工程（プロセス）は後工程につながっており，後工程の担当者を内部顧客と考えて業務を遂行するという意味である．

加えて，「前工程もお客様」という表現を提案する．すなわち，前工程が仕事を引き渡しやすいように，後工程が受け入れ体制を整えておくべきことを意味する．

不具合は，単一工程内でも発生するが，工程間の引き継ぎ時に発生しやすい．引き渡しに関する物理的な不具合，情報の変質すなわち誤伝達，理解や認識の不一致が発生しやすい．

円滑かつ確実な工程間の引き継ぎが重要である．

6.4　工程で質を造り込む

製品・サービスの最終段階で点検して，不具合を発見するのでは遅い．工程を手順通り実施して，製品・サービスの質を担保することが必要である．これを，工程（プロセス）管理という．

「工程で質を造り込む」という考え方である．製造工程だけでなく，上流工程，企画・設計の段階から質を造り込むことが重要である．これを源流管理という．

6.5　業務フローの把握

流れの観点で見た作業と作業の関係（つながり）を業務フローという．業務とは，仕事，すなわち，作業，行為，動作の流れである．

医療では多職種が多部門で，並行，断続しながら，交代で業務を遂行する．専門分化し，複雑化した業務を，分担して行う．分担するものは，権限・義務と自由・責任である．多くの担

当者が関与（分担）するので，業務が複雑になり，全体の把握，詳細の把握が困難になる．しかも，患者の状態や状態の変化に対応して，業務を柔軟に変更しなければならない．極めて複雑な業務を確実かつ有効に遂行するには，業務全体と詳細を明確に把握する方法が必須である．

業務工程表や業務フロー図を書くことで，業務を見える化し，標準化し，全体および詳細を正しく把握し，問題点・改善点を明確にし，改善につなぐことができる．

6.6　業務の主体（担当者）と各資源の接点（インターフェース）

業務工程（フロー）の観点で検討するためには，業務の主体（担当者）と各資源の接点（インターフェース）の関係を把握する必要がある（図6.3）．経営資源の各要素間の些細な不具合が，結果として，工程全体の不具合につながることがある．

仕事においては，自分中心でなければならない．自分が仕事を制御する，責任があるという意味である．プロセスオーナーという．

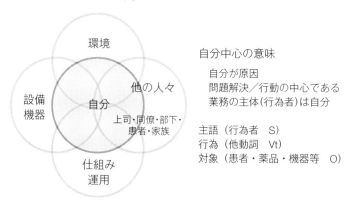

図 6.3　業務の主体と各資源の接点（インターフェース）

7.　業務フロー図作成手順の概要

7.1　検討する業務を選定

（1）　分析する業務の選定

分析すべき，あるいは，解決したい問題がある場合に，その問題に関連する業務を選定する．分析の目的により，対象とする業務が異なる．また当該問題が，複数の業務にわたる場合もある．

（2）　対象領域を選定

分析の目的により，対象業務の粒度が異なる．大きな業務全体の詳細な業務フロー図を一度に作成することは極めて困難である．したがって，まず，粗い粒度で業務フロー概要図を記述し，次いで，分析が必要な部分の詳細な業務フロー図を作成する．すなわち，詳細な業務フロ

ー図を作成する対象領域を選定することが重要である．

7.2　分析チーム編成

　対象業務を熟知する多職種の実務担当職員 5, 6 名のチームを編成する．業務フロー図作成の経験者を少なくとも 1 名以上参加させる必要がある．

7.3　業 務 分 析

（1）　分析対象業務の概要
　業務・作業を洗い出し，業務の目的を達成する最小単位のかたまりの作業（プロセス）にまとめ，分析対象業務の概要を記述する．業務の目的を表すプロセス名（名札）をつける．例えば，患者を受け付ける目的のプロセスは，患者受付プロセスである．

（2）　プロセス概要図
　全体の業務の流れの概要を表すのがプロセス概要図である．状況により流れが変わる場合には，プロセスを分ける．
　例えば，患者受付プロセスの場合，急患・再来・初診（新患）のそれぞれのプロセスに分けて示す（図 7.1）．また，前述のように，入れ子になっているプロセスもある．
　外来診察では，外来患者呼び込みプロセスに続いて，外来患者診察プロセスがあり，その中に各種オーダプロセス（処方オーダプロセス，検査オーダプロセス，処置・手術オーダプロセス等）がある．これらのプロセスが終われば，次のプロセスに移行する．複数科受診の場合には，外来患者呼び込みプロセスに戻る．診察が終われば，医事会計部門のプロセスに移行する（図 7.1）．
　粒度の大小にかかわらず，プロセスに入る前提条件と，プロセスから出る条件を記述する．
　例えば，プロセス概要図（外来）（図 7.1）では，プロセスに入る前提条件は，"患者は外来に来ている"である．
　状況に応じて次のプロセスに移行する．

（3）　分析対象プロセス選定
　目的に応じて，詳細に分析するプロセスを概要図の中から選定する．複数選定する場合もあるが，基本的には，一つ一つ分析する．

（4）　業務フロー図（アクティビティ図）作成
　①　業務を分割
　　　大まかな業務の流れを把握する．概要図に基づいて業務をひとかたまりずつの業務（プロセス）に分割する．
　②　業務担当者を抽出
　　　業務の関係者，すなわち，行為（振る舞い・アクティビティ・アクション）の主体（アクター・担当者）を抽出する．ヒトとモノ（機械・情報システム）が考えられるが，医療

例：外来業務

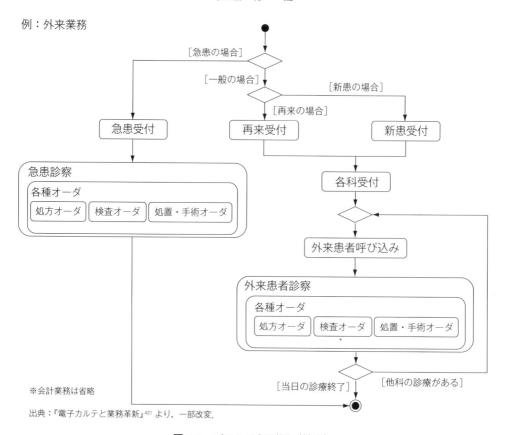

図 7.1　プロセス概要図（外来）

においてはヒト，本書では職員を主体と考える．患者参加という言葉があるが，患者は業務の対象であり，主体にはならない．

③　役割を定義

役割を分類し定義する．役割（ロール）とは，業務の目的・機能（Why）を果たすために割り当てられたものであり，抽象的である．役割（ロール）ごとにスイムレーンを分ける．役割を担当する者がアクターである．

④　業務の振る舞いを抽出

どうする（How）という動作（振る舞い）をまとめる．

⑤　行為（振る舞い）の対象を抽出

行為の対象（人物）を，何を（What）として抽出する．

⑥　行為（振る舞い）をまとめる

全体像を捉えるため，関連する行為をまとめる．行為の記述レベル（粒度）をそろえる．業務の意味のある粒度で，振る舞いをまとめる（"7.4 粒度の問題"，"11.2 用語の定義"参照）．

⑦　行為の対象（オブジェクト）を明確にする

処理する対象及び範囲を明確にする．例えば，調剤した注射薬が 1 回分か 1 日分か，病棟単位か個人別か，トレイにどれだけの注射薬が入っているか等である．

⑧　アクティビティ図

業務の流れを時系列に沿ってアクティビティ図として表す.

整理された振る舞いを行為として記述する. 状況により分かれる場合には, 分岐 (デシジョン・判断) を用いて記述する.

異なる主題は分岐させないで, アクティビティ図を分ける.

7.4 粒度の問題

(1) 業務 (プロセス) の粒度

業務 (プロセス) ではすべての行為を同じ粒度にする必要はない.

概要図では, 一覧性を重視し, 全体の流れを把握できればよい. 作業レベルまで詳細に記述すると, 一覧性がなくなる.

(2) 用語 (単語) の粒度

用語 (単語) には, それぞれ複数の粒度がある. 同じ用語を用いても, 分野や目的により, 意味も粒度も異なる. どの品詞においても, 粒度に留意しなければならない.

例えば, 名詞の "業務" では, "7.1 検討する業務の選定" の, "(1) 分析する業務の選定" と, "(2) 対象領域の選定" で述べたように, 粒度が異なる.

動詞でも, 粒度は大きな問題である. 行動・動作する場合には, 具体的でなければならない. 粒度が粗いと抽象的になり, 問題点が分からない. また, 次項の "(3) 粒度を動作レベルまで分解する" で解説するように, 複数の動詞を含む場合が多い.

最初の単位作業を不具合様式のレベル (粒度) まで分解して書く必要がある. 業務行程表作成の最初の段階では, 粒度の違いが分からないことがある. 検討の途中で, 必要があれば, 後から遡って粒度を細かくすればよい (『FMEA の基礎知識と活用事例 [第 3 版]』参照).

(3) 粒度を動作レベルまで分解する

以下のように, 動作レベル (アクション) まで粒度を分解しないと, 実施できない.

① 薬剤を取りそろえる

"取りそろえる" は, 以下のように分解しなければならない.

指示薬剤を認識する

棚の薬剤名を読む

棚から薬剤を取る

取った薬剤をまとめる

指示薬剤名と取った薬剤名が一致していることを確認する

指示数量と取った薬剤の数量が一致していることを確認する

薬剤に ID・薬剤名・数量等を記載したラベルを添付する

② 血液製剤ラベルの氏名とベッドネームを照合する (広義の照合)

"照合する" は, 以下のように分解しなければならない.

血液製剤ラベルの氏名を見る (読む)

ベッドネームを見る (読む)

血液製剤ラベル氏名とベッドネームの同一性を確認する (照らし合わす：狭義の照合)

8. 業務フロー図演習の留意事項

　演習時および提出された業務フロー図を見ると，以下のように共通の問題点・改善点が見られた．詳細は 15 章で解説する．

表 8.1　業務フロー図演習の問題点と改善点

問題点	改善点
全体概要図（プロセス概要図）がない	全体概要図を書く
粒度の大きい全体概要図あるいは，粒度の大きいプロセス名のみ	内服，注射を分けて 粒度を細かく記載する
プロセスに入る前提条件の記載がない	プロセスへ入る条件を記載する
ロール（行為主体）が分かれていない	ロール（行為主体）ごとにスイムレーンで分ける
業務範囲が大きすぎる	対象とする業務範囲を絞る 例えば，内服と注射を分ける
抽象的である	具体的に記述する
アクションが抜けている	アクションを追加する
一つのアクションから二つに枝分かれしている	同期バーを使う
同期バーの中から外に線を引く	同期バーの中から外に線を出さない 片方が停止する場合（⊗）には，例外的によい

9. 業務フロー図作成講習会

　厚生労働省「多職種協働によるチーム医療の推進事業 職種横断的質向上チームの構築と推進人材の育成」（2013 年度）の一環として，業務フロー図作成講習会を実施した．

9.1　事前課題

　事前に業務フロー図及び業務フロー図作成のテキストを送付し，前掲の書籍『医療の TQM 七つ道具』の業務工程図の部分を読むことを求めた．

　事前課題は，2013 年度全日本病院協会業務フロー図作成講習会第 1 回は，自院おける薬剤業務（注射），第 2 回は自院おける薬剤業務（内服・外用），第 3 回は救急患者受け入れ業務と退院調成業務の業務フロー図作成である．

　その内容は，後述する．

9.2　業務フロー図作成講習会プログラム

　第1回，第2回ともに，2日間の研修である．研修会の参加者は病院により，2回とも参加の人もいるが，片方だけの参加者もいた．

　そこで，総論，概論を繰り返す必要があった．2回目の人には復習になったと考える．

表9.1　2013年度全日病　業務フロー図作成講習会プログラム

```
第1日目
　10:00 〜 10:05　開会挨拶【練馬総合病院　理事長・院長　飯田修平】
　10:05 〜 10:20　事業概要説明
　　　　　　　　　　・多職種チーム医療
　　　　　　　　　　・業務フロー図作成講習会の目的
　10:20 〜 10:40　TQM とは
　10:40 〜 11:10　チーム医療とは【東邦大学医学部社会医学講座　教授　長谷川友紀】
　11:10 〜 11:15　　［休憩］
　11:15 〜 12:00　業務工程図とは【ひたちなか総合病院　院長　永井庸次】
　12:00 〜 12:10　ダブルチェックとは【東邦大学大学医学部社会医学講座　助教　藤田茂】
　12:10 〜 12:30　業務フロー図作成のコツ【練馬総合病院　小谷野圭子】
　12:30 〜 13:30　　［昼食休憩］
　13:30 〜 13:40　練習問題の説明
　13:40 〜 14:00　練習問題の実施
　14:00 〜 15:30　自院の定時病棟注射薬与薬業務工程図の見直し・修正
　15:30 〜 16:20　［発表］
　16:20 〜 16:50　発表を参考に見直し・修正
　16:50 〜 17:50　［発表］
　17:50 〜 18:00　本日のまとめ
```

```
第2日目
　 9:00 〜  9:10　本日の説明
　 9:10 〜 11:10　非定形の病棟注射薬業務工程作成
　　　　　　　　　　・前日定時締め切り後，薬剤科による注射薬出庫以降の当日の
　　　　　　　　　　　注射薬処方オーダ変更フロー
　　　　　　　　　　・休日・夜間の臨時・緊急注射薬オーダフロー
　　　　　　　　　　（病棟保管薬で対応できない場合）
　11:10 〜 12:00　［発表］
　12:00 〜 13:00　　［昼食休憩］
　13:00 〜 13:40　発表を参考に見直し・修正
　13:40 〜 15:40　［発表］
　15:40 〜 16:10　発表を参考に見直し・修正（脆弱性の検討）
　16:10 〜 16:30　まとめ
```

9.3　特性要因図と業務フロー図

　研修会を通して，現状の業務フロー図から問題点を抽出すること，また，既に露呈している問題点が現状の業務フロー図のどこかを同定する（Mapping）ことは比較的簡単である．

　しかし，問題の要因や原因を抽出することは困難である．したがって，改善後の業務フロー図作成の前に，現状の問題の要因や原因を抽出する方法として，特性要因図の理解が必要である．

　そこで，多職種協働チーム医療を実現できる仕組みを作り，質向上と安全確保に寄与する

ことを目的として，厚生科研費研究「業務フロー図に基づく医療の質向上と安全確保を目指した多職種協働チームの構築と研修教材・プログラム開発に関する研究」（2014 年度）を実施した．その一環として，特性要因図・業務フロー図作成講習会を実施した．

　業務フロー図作成の教育研修のプログラム開発を目的として，厚生科研費研究「業務フロー図に基づく医療の質向上と安全確保を目指した多職種協働チームの構築と研修教材・プログラム開発に関する研究」（2015 年度）の一環として，1 日間の業務フロー図作成講習会を開催した．

　どの病院でも大きな問題・課題である，救急患者受入れ業務と退院調整業務を対象業務とした．

　第 1 回，第 2 回と同様に，事前に資料・教材を送り，事前に院内で業務フロー図を作成することを課題とした．

表 9.2　2015 年度業務フロー図作成講習会プログラム

10:00 ～ 10:05	開会挨拶【全日本病院協会　会長　西澤寛俊】
10:05 ～ 10:15	事業概要説明【練馬総合病院　理事長・院長　飯田修平】
10:15 ～ 11:00	多職種チーム医療 　　業務フロー図の意義 　　業務フロー図作成手順の概要【練馬総合病院　理事長・院長　飯田修平】
11:00 ～ 11:10	［休憩］
11:10 ～ 11:40	業務フロー図作成の手順【ひたちなか総合病院　院長　永井庸次】
11:40 ～ 12:10	業務フロー図の約束と作成・修正のコツ 　　　　　【練馬総合病院　質保証室係長　小谷野圭子】
12:10 ～ 13:00	［昼食休憩］
13:00 ～ 13:50	GW：業務フロー図見直しと改善（修正）すべき単位業務抽出
13:50 ～ 14:30	発表・質疑
14:30 ～ 14:40	［休憩］
14:40 ～ 15:00	GW：発表・質疑を参考に見直し・修正
15:00 ～ 16:00	GW：改善した場合の業務フロー図作成
16:00 ～ 16:10	［休憩］
16:10 ～ 16:50	発表・質疑
16:50 ～ 17:10	まとめ
17:10 ～ 17:15	閉会挨拶【全日本病院協会　常任理事　飯田修平】

9.4　業務フロー図実施における問題と留意事項

　演習から見えた業務フロー図作成における問題と留意事項は以下のとおりである．
　　・日本語が適切でない．
　　・業務フロー図の，プロセス概要図とアクティビティ図の区別がつかない．
　　・現状の業務を書く（As Is）段階で，業務の適否を評価する．
　　・アクション（行為）と判断（分岐）を分けない．
　　・並行処理業務の記載法が不適切．

10. 業務フローモデル

10.1 業務フローモデルとは

業務フローモデルとは，業務フロー（業務の流れ・推移）を図示して記述したものである．
モデルとは，現実にある事象を，特定の視点で抽象化・単純化したものである．したがっ
て，視点によりモデルは異なる．

10.2 UML（Unified Modeling Language：統一モデリング言語）

業務フローモデルの記法はいくつかある．本書では，UML（Unified Modeling Lan-
guage：統一モデリング言語）を用いる．UMLはモデルを記述するための専用の記法で，オ
ブジェクト指向でモデリングした内容を標記するための言語である．目的によって13種類あ

表 10.1 UMLで定義されている13種類の図

図の種類と名称			図の目的
構造図	クラス図		クラスの構造やクラス間の関係，役割を表現する
	オブジェクト図		ある状況におけるオブジェクト（モノ）同士のある瞬間における関係を表現する
	コンポジット構造図		クラスやコンポーネントなどの要素の内部構造，およびそれらの関係を表現する
	コンポーネント図		ソフトウェアコンポーネントの構成を表現する
	配置図		ハードウェアやJ2EEコンテナなどの実行環境の上に，開発したプログラムなどをどのように配置するかを表現する
	パッケージ図		クラスなどのモデル要素が，どのパッケージにグループ化されているかを表現する
	ユースケース図		システムの機能と，システム利用者や他システムなどの外部要素との関係を表現する
振る舞い図	相互作用図	シーケンス図	相互作用するオブジェクト間のメッセージの受け渡しを，時間順序系列に表現する
		コミュニケーション図	相互作用するオブジェクト間のメッセージの受け渡しを，オブジェクト間の接続関係に焦点を当てて表現する
		タイミング図	リアルタイム処理システムなど，細かな時間間隔での状態遷移や時間制約，メッセージの送受信などを表現する
		相互作用概要図	相互作用図同士の関係を表現するために，シーケンス図をその内部要素として記述し，他のシーケンス図などとの関係をアクティビティ図で表記したもの
	ステートマシン図		一つのクラスに着目し，そのオブジェクトの生成から破棄までの状態の移り変わりを表現する
	アクティビティ図		システム（や業務）のアクティビティ，データの流れ，アクティビティ実施の条件分岐などを表現する

り（UML 2.5），構造を表現する「構造図」と動作（振る舞い）を表現する「振る舞い図」に区分できる．『電子カルテと業務革新』と当初の全日病の研修では，UML 1.0 を用いた（表10.1）．その後，UML 2.0，現在は，UML 2.5 に準じている．

IT 開発側と医療従事者の意思疎通には，振る舞いを表すアクティビティ図が最適である．医療従事者が業務フロー図を作成するときには，詳細な知識は必要でないが，記法の概要と用語の理解が必要である．"第 II 編　各論" で解説する．

10.3　オブジェクト指向

オブジェクト指向とは，対象領域に登場するモノや概念の構造と役割，そしてそれらの相互作用に着目してモデル化する方法である．

データやその集合を現実世界の「モノ」と見なすことから，「オブジェクト」指向と呼ばれる．

ビジネスモデリングの視点では，オブジェクトは「ヒト，モノ，事象，情報」などで，相互作用とは主に業務プロセスである．

ソフトウェア設計や開発では，操作手順よりも操作対象に重点を置く．

関連するデータの集合と，それに対する手続き（メソッド）を一つのまとまり（オブジェクト）として管理し，その組合せによってソフトウェアを構築する．

10.4　業務フロー図と情報システム開発

業務フロー図は，業務フローモデルを用いて業務の流れを記述したものである．

業務フロー図作成の目的は様々であるが，業務標準・手順作成，業務改善，新規業務開発という業務自体に関するもの，および，それらに関する情報システム開発がある．

前者は院内（組織内）の取り組みであり，多職種，多部署が関与する場合が多い．後者は，IT 専門家（SE 等）との共同作業である．

両者ともに，共通認識と情報共有が必須である．

院内では，現状の共通認識は比較的容易であるが，外部の，しかも，医療従事者でない IT 専門家（SE 等）との共通認識と情報共有は容易ではない．

情報システム開発では，要求仕様の明確化，要求開発，要求創造という言葉がある．"要求" とは，どうして欲しいかではなく，情報システム開発・導入の目的を達成する方法・やり方を明らかにすることである．

IT 開発側と医療従事者の意思疎通には，作業の流れを記述する振る舞い図のアクティビティ図が最適である．

アクティビティ図には，作業の実行を表す「アクション」，アクションの順序関係を示す「制御フロー」が含まれる．また，必要に応じて分岐を表す「ディシジョンノード」，並行処理を表す「フォークノード／ジョインノード」が含まれる．

11. 用語の解説

11.1　用語の用い方

　業務に係る用語を定義する．用語の定義は，専門分野や目的により異なる．

　可及的に統一したが，情報システム構築と業務改善（革新）のいずれの視点かによって異なる場合がある．例えば，アクションとアクティビティ，業務フローモデルと業務フロー図等々である．視点が異なるが，意味に大きな違いはない．したがって，10章と13章では業務フローモデルを，その他では業務フロー図を用いた．

　本書の目的は，本シリーズの，"品質管理の考え方に基づいて，情報システムを構築し，情報を活用し，業務を改善（質向上）し，安全を確保し，'医療における信頼の創造'に活かすこと"である．品質管理，情報システム，病院管理の考え方，すなわち，総合的質経営（TQM）の視点であることをご理解いただきたい．

11.2　用語の定義

　業務および業務フロー図に関する用語を定義する．あえて，複数の定義を記述した．文脈・粒度により意味が異なる場合があるからである．

動作　行為，身体の動き，アクション*，アクティビティ**．
　　*　アクションとは，意味のある一つの行為をいう．
　　**　アクティビティとは，意味のあるアクションのかたまりをいう．

　　　機械類が作動すること．

行動　身体を動かす具体的動作．

行為　ある意思を持ってする行い．

　　　身体を動かさない行為もある．

作業　仕事，仕事をすること．

　　　一定の目的と計画の基に，身体または知能を使うこと．

処理　作業と同義．

仕事　何かを作り出す，または，成し遂げるための行動．

業務　日常継続して行う仕事．

　　　何らかの価値を生み出す仕事．

　　　経営資源を使って，顧客要求に応える一連の作業．

　　　作業，行為，動作の流れ（フロー）．

　　　定型業務と非定型業務がある．

単位業務　アクション，アクティビティ，細かい動作．

　　　　目的・機能を達成する最小単位の作業．

病院業務　病院で医療提供を目的に行う業務.
　　　　　　多部署, 多職種が並行し, 連携して行う作業.

プロセス(過程)　モノゴトを変化, 進化させる手順, 順序.

業務プロセス　何らかの価値を生み出す仕事の順序.

ビジネスプロセス　業務の流れを構造化, 整理したもの.

見える化(可視化)　プロセスや構造の理解を容易にするための文書化・図表化等による一覧化.

業務記述書　業務の流れを記述した文書.

モデル　一般には, 手本, 模範, 模型.
　　　　現実にある事象を, 特定の視点で抽象化したもの.
　　　　作業・業務の支援を目的に単純化したシステムやプロセスの記述.

モデル化　現実の問題を特定の視点で抽象化すること.

モデリング　モデルを作成すること.

UML (統一モデリング言語)　汎用的表記法, モデル作成のための図の表記法.

ダイアグラム　各種の事象を表現する UML の表記法.

ユースケース　アクティビティ図のアクションをいくつかまとめたもの.
　　　　　　　　対象とする業務が持つ振る舞いを記述したもの.

アクター　作業に関係する "ヒト (行為者)" や "モノ (作用物)".
　　　　　　単位業務担当者.
　　　　　　システムとの相互作用で, ある役割を果たす人や組織や外部システム.

ロール　アクターの役割・機能.

オブジェクト (物・者)　具体的な内容 (項目や値) を持つユニークな存在.

クラス　対象領域に存在する何らかの実態や概念を表す.

汎化　クラス間の親子関係を表す.

関連　クラス同士の関係を表す.

業務モデル　企業活動に必要な情報, 情報の流れ, データの持ち方を構造化したもの.

情報モデル　すべての情報を階層構造を持つ体系として関係づけたもの.

機能モデル　業務で扱うモノや情報の連携を表す.
　　　　　　　システムまたはサブ領域内の機能の構造化した表.

関連　アクターがユースケースに参加することを示す.
　　　　ユースケース図上では実線で示す.

システム　要素を組み合わせ, 全体として機能するまとまりや仕組みのこと.

システム境界　モデル化する対象の内部と外部を明確に区別する境界をいう.

コンポーネント　"何か" を実行するために必要な機能を備えた "部品".
　　　　　　　　全体から部分を切り出したもの.
　　　　　　　　コンポーネントを分割すると, 機能が共通するコンポーネントが現れる.

インターフェース　ものごとの境界部分と, その境界での処理方式を指す.

メッセージ　処理結果や警告などの情報.
　　　　　　何かを介して相手に意味を伝えること.

業務フロー図　業務の流れを記述した図. 主にアクティビティ図が用いられる.

　　　　　業務プロセスの構成要素だけではなく，全体を把握できる．

　　　　　構成要素間の関係を把握できる．

クラス図　モデルの静的な関係を記述した図．

　　　　　オブジェクトを抽象化した図．

　　　　　オブジェクトと構造のみを表し，全体像の把握が容易になる．

アクティビティ図　作業の流れを記述した図．

コミュニケーション図　コンポーネントの相互関係を示した図．

ユースケース図　機能を整理し，システム内外の境界を明確化した図．

各論

12. 特に留意すべき用語

　11章で，業務フロー図作成における用語を定義した．本章では，業務フロー分析において，明確に定義すべき重要な四つの用語である，"確認，照合，ダブルチェック，取り違い"を解説する．これらの用語の定義を意識せず，あいまいに用いる医療者が多いからである．具体的な業務フロー図に関しては，別に解説する．

（1）　確認する

　確認するとは，はっきり認識し，また，確かめることである．

　"確認する"には，多くの意味があるので，できるだけ使わない．使う場合には，何をどういう方法で何を確認するかを，具体的に記述する．

　「患者を確認する」では，誰が，どういう方法で患者のどの属性を確認するか，不明である．

　例えば，看護師が点滴を持って，患者のベッドサイドで，点滴予定患者であると確認する業務では"患者確認"には以下の意味がある．

① 点滴担当看護師Aが，点滴予定患者Bの氏名を，点滴ラベルの名前を見て確認する．

　持参した点滴が点滴予定患者Bのものであることを確認（把握）することが目的である．

②–1 点滴担当看護師Aが，患者Bのリストバンドをバーコードでスキャンして，表示された名前Bを見て，点滴予定患者Bであることを確認する．

②–2 担当看護師Aが，点滴予定の患者のベッドサイドに行って，患者に氏名を名乗らせて，患者が名乗るのを聞いて，患者Bの名前を確認する．

　ベッドにいる患者が点滴予定患者Bであることを確認（把握）することが目的である．

③ ①で把握した患者氏名と②で把握した患者氏名の同一性を確認する．

　持参した点滴がベッドサイドの患者Bのものであることを確認（照合）することが目的である．

　したがって，"確認"だけでは意味が不明確であり，①，②–1，②–2では"把握，認識"を使い，③では"照合"を用いるとよい．

　確認には，他にも多くの意味があるので，業務の目的・機能を表す用語を用いると明確になる（図12.1）．

（2）　照合する

　照合するとは，複数の対象を照らし合わせて，同一性あるいは正しいとを確認することである．何と何の，どの属性を，どのような方法で照合するかを具体的に記述しなければ照合できない．

　例えば，ⅠとⅡとⅢを照合することはできない（図12.2）．ⅠとⅡとⅢのどんな性状（属性）を，どのような方法で照合するか具体的内容を明記する．図には，形状，色，ラベルの色，ラベルの氏名，ラベルの血液型等の性状を表現している（図12.3）．この中のどの性状

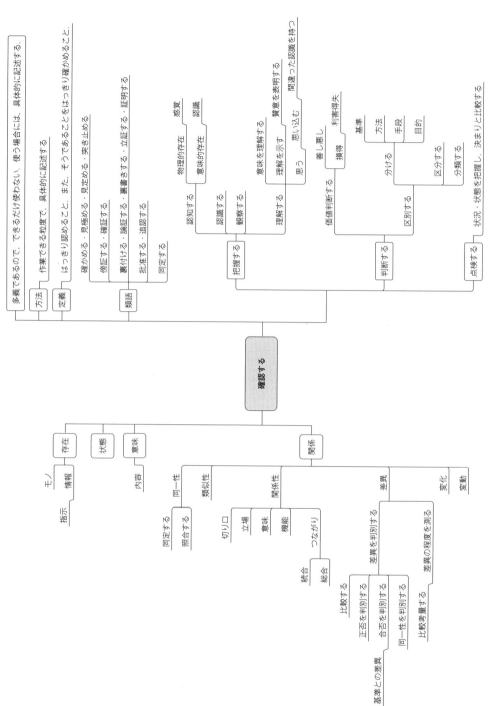

図 12.1 "確認" の考え方

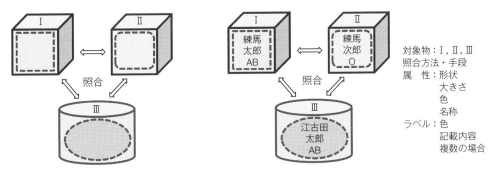

図 12.2　照合の抽象的表現　　　　　　**図 12.3**　照合の具体的表現

（属性）を照合するかを明確にしなければならない（FMEA の基礎知識と活用事例［第 3 版］図 9.8，図 9.9 参照）．

　医療で最も重要で間違いが多い属性が，患者 ID 情報（氏名・ID 番号）である．しかし，"患者氏名を照合する"では照合できない．何と何に付随する患者氏名をどの方法で照合するかを具体的に明確にする必要がある．

　点滴する場合を想定しよう．"患者氏名"は，注射オーダ画面，点滴指示箋，点滴ラベル，患者のリストバンド，ベッドの名札，病室入口の名札，患者が名乗った氏名等々にある．この中の，どこに記載された患者名を，どの方法で照合するか明確にする必要がある．

　見る，聞く，バーコードスキャン等々の方法がある．

　17 章で投薬と輸血における薬剤名の照合と患者 ID 情報（氏名・ID 番号）の照合の例を示す．注射処方箋の氏名と注射薬の薬剤名の照合の例では，単位業務，その目的・機能，発生し得る不具合を記述した（図 17.1）．

　粒度の問題は 7.4 節で解説したように，単位業務といっても，単語の粒度が異なるので，目的に応じて必要な粒度まで分解して分析する．FMEA の考え方と同様である（FMEA の基礎知識と活用事例［第 3 版］"9.6 粒度と論理一貫性の確認"参照）．

（3）　ダブルチェック（**重複点検・二重点検**）

　ダブルチェックとは，重複して（二重に）確認（点検）することをいう．その目的は，誤確認，未確認防止のためである．

　チェックには複数の意味があるので，分析する業務フローごと，プロセスごとに意味を明確にする必要がある．

　同じ方法による確認と，別の方法による確認がある．また，同じ担当者による再度確認と，別の担当者による確認がある（図 12.4）．

　ダブルとは，文字通り 2 回の意味で用いることが多い．また，3 回をトリプルチェックということもある．ヒューマンエラー対策であるが，回数を増やしても，担当者を増やしても，増やした分だけリスクが低減できるとは限らない．むしろ，役割・責任・義務の不明確化と分散による，依存と集中力の低下が発生するからである．すなわち，重複しても独立事象ではなく，従属事象になりやすいからである．別の方法による確認(点検)が必要である．

（4）　取り違い

　確認の不具合には，確認しない（未確認）と確認を間違える（誤確認）がある．照合の不具合が，照合しない（未照合）と照合を間違える（誤照合）である．"（1）確認"の項で述べたように，確認には多くの意味があるので，できるだけ意味を限定した他の用語を使う．

　確認・照合は，何をどう確認・照合するかを具体的に記載する．

　取り違いは，確認・照合の間違いの結果である．"患者取り違い"や"薬剤取り違い"が問

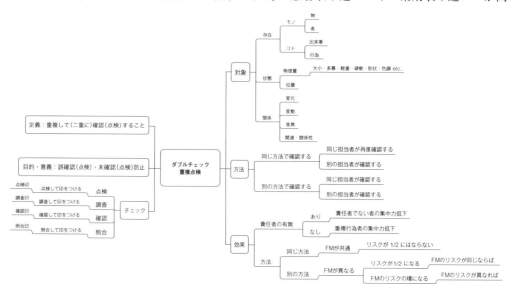

図 12.4　ダブルチェック

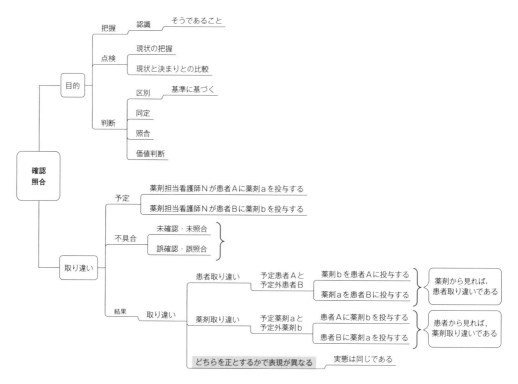

図 12.5　確認・照合不具合と取り違い

題になるが，"取り違い"の意味を明確に意識して使う人は少ない．図 12.5 に示すように，考えることができる．

患者と薬剤のいずれを主とするかで表現が異なる．薬剤を主とすれば，予定外の患者への投与であり，患者取り違いである．患者を主とすれば，予定外の薬剤投与であり，薬剤取り違いである．

また，患者 A と患者 B のいずれを主とするかでも表現が異なる．薬剤 a と薬剤 b でも同様である．

確認・照合作業では，特に，情報システムを利用した場合には，先に作業をしたほうを主にする．順序に関係なく，重要な事項を主とする仕組みも一部には導入されている．したがって，業務フロー分析，業務工程表，業務フロー図作成では，情報システム導入状況とその機能を認識しなければならない．

13. 業務フローモデルの書き方（記法）

"第 I 編　総論"で述べたように，業務改善のための業務フローモデルは，UML のアクティビティ図を用いることにする．業務フローを特定の視点（目的）で単純化して図示したものが業務フローモデルである．

業務フローモデルの書き方（記法）を解説する．

13.1　業務フローモデルの記号（構成要素）

内服薬，外用薬，注射薬実施プロセスのアクティビティ図の記号（構成要素）を図 13.1 に示す．

13.2　記 載 事 項

アクティビティ図に記載すべき事項は以下のとおりである．
① 　プロセスの題名
② 　前提条件（Policy）
　・当該プロセスに入る前提及び場面．
③ 　ロール（Roll）
　・作業者の役割を記載する．ロールごとにスイムレーンを区分する．同じ職種でも担当が異なる場合がある．また，同じ作業でも担当者が異なる場合あるいは複数の場合がある．
④ 　開始ノード
　・業務フローの開始．
⑤ 　アクション（行為）
⑥ 　接続・コントロールフロー（Control flow）
　・前のアクション（行為）完了後，次のアクション（行為）に移行するフロー（流れ）を示す．

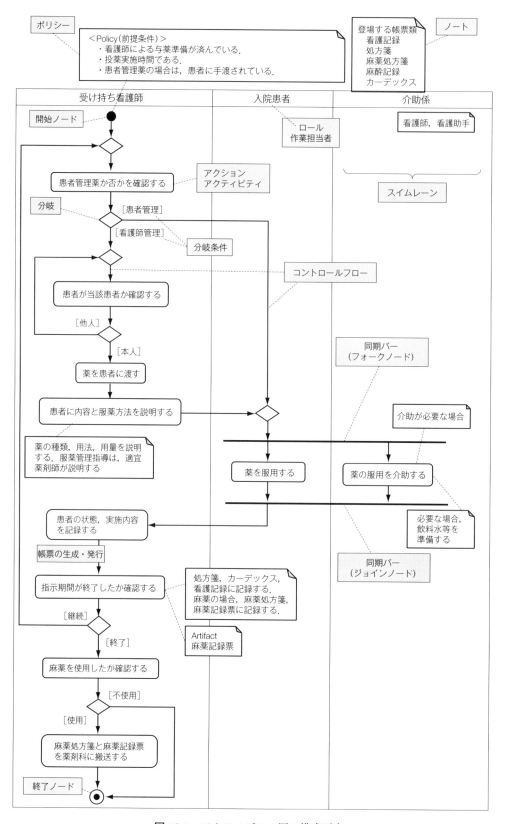

図 13.1　アクティビティ図の構成要素

⑦　分岐・合流
・状況や判断により流れを分ける．また，分岐した流れを合流させる．
⑧　ノート（説明）
・状況の補足説明，必要な帳票類等
⑨　同期バー
・並行処理をする場合に用いる．次項で解説する．
⑩　終了ノード
・業務フローの終了
⑪　フロー終了ノード
・業務フローの一部の流れの終了

13.3　記　　　号

アクティビティ図の構成要素となる，主な記号を解説する．

（1）　開始ノード

開始状態は業務フローの開始を表す．黒で塗りつぶした丸で記述する．

●

図 13.2　開始ノード

（2）　終了ノード

終了状態は業務フローの終了を表す．黒と白の二重丸で表記する．

◉

図 13.3　終了ノード

（3）　フロー終了ノード

同期バーの中の一部のフローの終了を表す．他のアクションとの同期は不要になる．白丸の中に×で表記する．

⊗

図 13.4　フロー終了ノード

（4）　アクション（行為）

業務担当者（ロール）のアクション（行為）を表す．角の丸い長方形で表記する．

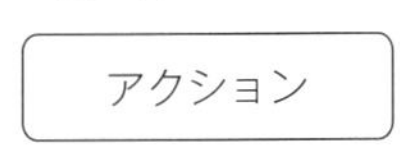

アクション

図 13.5　アクション

（5）　コントロールフロー

ある行為から別の行為へ遷移することを表す．遷移する方向へ矢印で連結する．

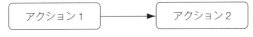

図 13.6　コントロールフロー

（6）　分　岐

条件によって分ける処理の流れを表す．分岐点をひし形で表記し，[ ] を付けた分岐条件（ガード条件）を記述する．

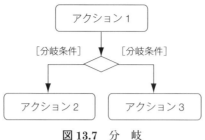

図 **13.7**　分　岐

（7）　同期バー（フォークノード，ジョインノード）

　複数の行為を並行させる流れを表す．並行処理の開始（フォークノード）と終了（ジョイン
ノード）を太線で表記する．同期バーの中のアクションは同時並行である必要はないが，終了
（ジョインノード）では同期バー内のアクション等がすべて完了している必要がある．同期バ
ーの中から外に，または，外から中に矢印を連結しない．

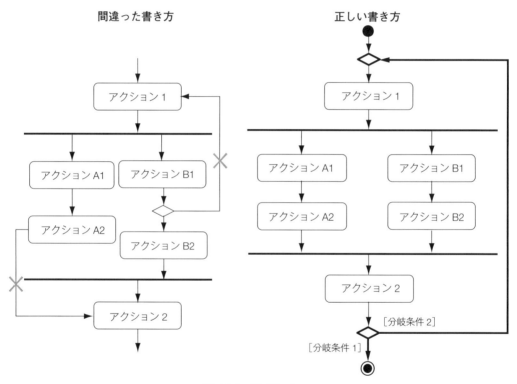

図 **13.8**　同　期　バ　ー

（8）　スイムレーン

　担当者のアクション（行為），すなわち，仕事の流れを表す．ダイアグラム上では大きな長
方形で記述する．担当者間の業務の関係が明確になる．スイムレーンとは，プールのレーン
になぞらえた名称である．スイムレーンの担当者（ロール）は職種あるいは役割を記載する
（13.2③参照）．

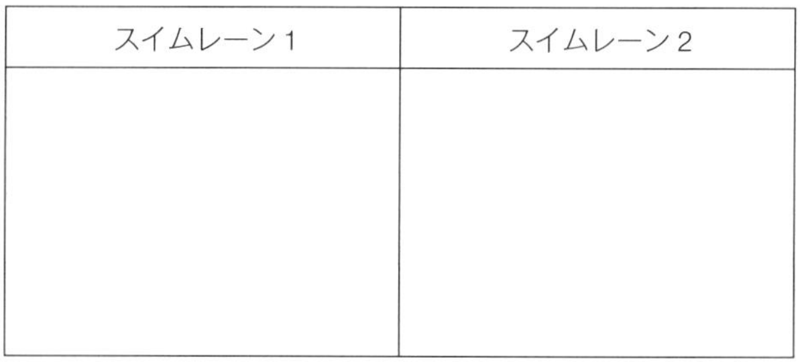

スイムレーン1	スイムレーン2

図 13.9　スイムレーン

（9）　振る舞い呼び出しアクション

別のアクティビティ図（サブプロセス）の呼び出しを表す．アクションの中に熊手のアイコンを付記して表記する．

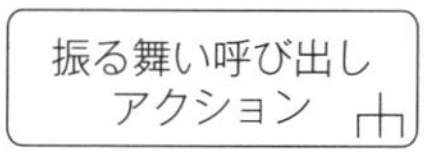

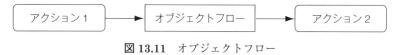

図 **13.10**　振る舞い呼び出しアクション

（10）　オブジェクトフロー

モノの受け渡しを表す．アクションとアクションの間の矢印に長方形を配置してモノや情報を表記する．

アクション1　→　オブジェクトフロー　→　アクション2

図 **13.11**　オブジェクトフロー

（11）　ノート

モデルに対するコメントを表す．コメント内容は種々である．

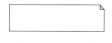

図 **13.12**　ノート

（12）　割り込み可能アクティビティ領域

当該領域内（点線の囲いの中）で特定のイベントが発生したタイミングで特定のプロセスを起動する仕組みである．

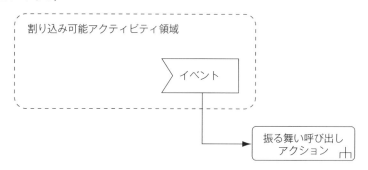

図 **13.13**　割り込み可能アクティビティ領域

（13）　コネクタ

複雑なアクティビティ図をシンプルに整理するための要素である．コネクタは二つ1組で

使用し，一方のコネクタに対して接続したフローを，もう一方のコネクタから再開できる．コ
ネクタは丸の中にコネクタ名を記入して表す．コネクタ名は，主に「A」などのアルファベッ
ト1文字を使う．

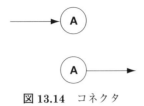

図 **13.14**　コネクタ

13.4　業務フローモデル表現上の規約

　本書では医療機関の業務フローモデルを表現する上で，UMLの記法に加えて一定の規約を
設けて表現する．以下，その規約を解説する．

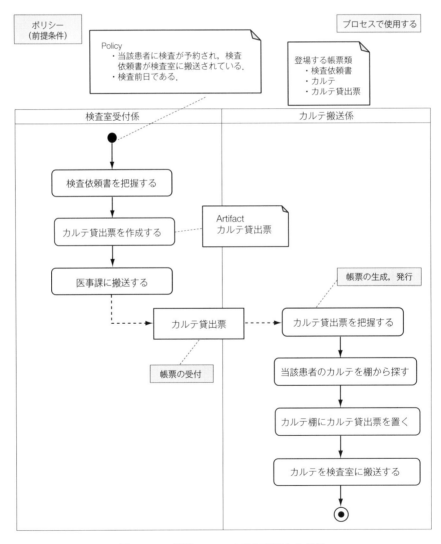

図 **13.15**　業務フローモデル表現上の規約

（1）　前提条件（ノート）

　前提条件はその業務プロセスを開始するために必要な条件を表す．本書ではアクティビティ図上のノートに対してステレオタイプ《Policy》をつけて記述する．

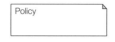

図 13.16　前提条件

（2）　プロセスで使用する帳票（ノート）

　本書では各業務プロセスで使用する帳票の一覧を，アクティビティ図上のノートに対して"登場する帳票類"というタイトルをつけて記述する．

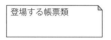

図 13.17　プロセスで使用する帳票

（3）　帳票の生成・発行（ノート）

　本書では業務プロセス上で帳票を生成・発行するタイミングに当たるアクションと関連付けたノートに対してステレオタイプ（レッテル）《Artifact（成果物)》を付けて記述する．

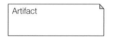

図 13.18　帳票の生成

（4）　帳票の受け渡し（オブジェクトフロー）

　本書では業務プロセス上で行われる人対人の帳票の受け渡しをオブジェクトフローで記述する．

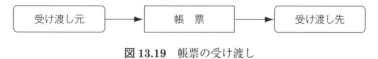

図 13.19　帳票の受け渡し

13.5　業務フローモデルの前提

　"第Ⅱ編 各論"では，主に薬剤（一部，輸血）に係る業務を提示する．そこで，薬剤（一部，輸血）に係る部分の業務フローモデルの前提を例示する．

（1）　外来および病棟に共通する事項

　①　帳票に関するモデル上の扱い

　・帳票を複数枚組で構成し目的別に使用する場合，モデル上では別の帳票を同時に起票し，それぞれを目的に応じた部門に搬送するものとして扱う．

　②　各部門の機能および運用

　・薬剤部門

　　―処方オーダ・注射オーダを受け，調剤および監査する．

（2）　病棟に関する事項

①　情報システム化に関する事項

・患者本人確認には患者タグ（リストバンド，IC チップ等）を用いる．

・ベッドサイドには情報システム端末を配置している．

・薬剤（点滴のボトルや薬袋）や輸血用血液等にはバーコードを貼付し，情報システムに情報を取り込むことができる．

②　処方・注射

・薬剤搬送

—病棟への薬剤搬送は薬剤部門の職員が担当する．

　ただし緊急・至急オーダでは，看護師が薬剤部門を訪れて薬剤を受け取る場合がある．

—病棟での薬剤受け入れ時は，看護師がオーダの内容と薬剤とを照合する．

・注射の準備

—指示薬剤を看護室で混合調製する．

・処方・注射の変更と中止

—薬剤を変更，中止する際は，医師が情報システムに対して変更オーダ，中止オーダを入力する．

—中止して残薬がある場合は，病棟から薬剤部門に返却する．ただし，安全を確保する目的から，一度患者に渡した薬剤を回収後破棄する．

—注射オーダの中止・変更があった場合，混合調製等をした薬剤を病棟から薬剤部門に返却して廃棄する．

③　輸　血

・交差試験

—看護師が血液を採取し，輸血部門へ提出する．その際，患者の識別情報を採血管のラベルに記載する．

・輸血の照合

—看護師が輸血部門から病棟に輸血用血液を搬送する際，検査技師と二人で照合する．

—実施前に医師と看護師の二人で照合する．

—実施直前に患者，オーダ，輸血用血液を 3 点認証する．

（3）　病棟プロセス

病棟プロセスの中の薬剤・輸血に係るプロセスの一部を示す．

表 13.1　病棟プロセスの中の薬剤・輸血に係るプロセス（一部）

ID	プロセス名	ID	プロセス名
TI-000	プロセス概要図(病棟)	TI-023	投薬実施(内服)プロセス
TI-005	看護計画立案プロセス	TI-024	投薬実施(注射)プロセス
TI-016	各種オーダプロセス	TI-025	投薬終了後プロセス
TI-017	指示受けプロセス	TI-026	投薬実施(頓用薬・緊急時)プロセス
TI-018	処方・注射オーダプロセス	TI-038	輸血オーダプロセス
TI-019	指示受け(処方・注射)プロセス	TI-039	指示受け(輸血)プロセス
TI-020	薬剤照合プロセス	TI-040	輸血照合プロセス
TI-021	投薬準備(内服)プロセス	TI-041	輸血実施プロセス
TI-022	投薬準備(注射)プロセス	TI-042	輸血終了後プロセス

［出典／飯田修平・成松亮編著(2005)：電子カルテと業務革新，篠原出版新社］

13.6　イベント駆動プロセスの記述に関する留意点

　イベント駆動プロセスの記述に関する留意点を，薬剤業務の監査に関する業務プロセスを例に解説する．

　業務フロー図（アクティビティ図）はロールごとにスイムレーンを分けて記述する．しかし，図 13.20 では，すべてのロールを横に並べて記述せず，プロセスをモジュール化して表現した．

　医師のロールでは，医師が処方を検討（処方計画）し，処方指示する．薬剤師または看護師から疑義照会・質問（イベント）があれば，これを受けて，次のプロセスを駆動する．すなわち，疑義・質問に関して処方を再検討し，疑義に回答し，処方変更の必要性を認めれば，処方変更を指示する．これをイベント駆動という．

　各ロールにおける最後のアクションで業務が終了するのでなければ，最後のアクションをイベントとして，次のプロセスが駆動されることを明示する必要がある．

　薬剤師（処方監査担当）のロールでは，疑義があれば，医師に疑義照会し，回答を得て，疑義内容を記録する．処方変更があれば，再度監査する．変更がなければ調剤プロセスに移行する．疑義がなければ，調剤プロセスに移行する．このイベントを契機に調剤プロセスを駆動する．

　看護師（リーダー看護師）のロールでは，処方に疑問があれば，医師に疑問内容を連絡する．疑問がなければ，病棟看護師に連絡する．このイベントを契機に，看護師（受け持ち看護師）のロールで，与薬準備プロセスを駆動する．

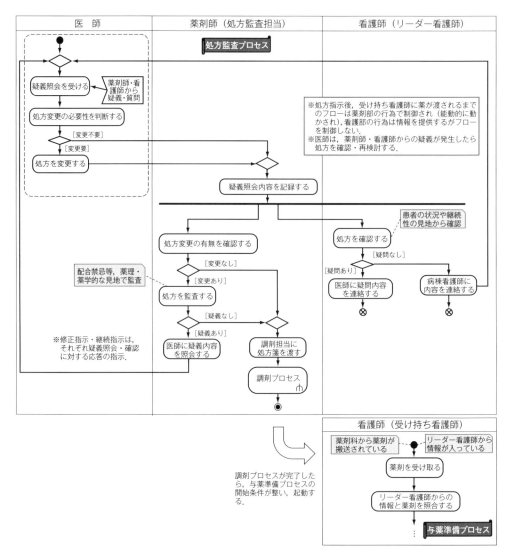

図 13.20　薬剤業務における疑義照会プロセス

14. 業務フロー図作成の目的・効果・準備

14.1 業務フロー図作成の目的

業務フロー図作成の目的を明確にすることが重要である．すなわち，業務の見える化による質・安全対策が主な目的である．業務を見える化するには，手順を明確にする必要があり，5W1H（なぜ，何を，誰が，いつ，どこで，どのように）を明確にする．自部門だけではなく，他部門の業務も明確にする必要がある．

病院では多様多種の手順，マニュアルを作成するが，いざ使用するときに使えないことも多い．実務者が作成せず，また，現場に当事者意識がなく，改訂しない手順が多い．

14.2 手順と業務フロー図の違い

手順とは，ある部門の業務の方針，担当者，方法等を記述したものであり，何かあれば参照し，新人教育にも使用し，インシデント，アクシデント発生時にはそれを参照して，根本原因や再発防止策を考える一助にするものである．他部門に開示するものではない．

業務フロー図は手順の一つであるが，各職種の役割分担と責任権限を明確にして，業務の流れに沿って（時系列）図示し，自職種間，各職種間の情報の流れを明確にする．また，手順書と異なり，事故発生時の根本原因分析（RCA）や未然防止対策（FMEA）にも活用できる．各業務を単位業務ごとに整理し，その業務に付随する帳票，ラベル等も表示するので，見える化がさらに進む．これにより，多職種による情報共有と標準化，改訂等が可能になる．反復業務や不要業務，不具合を生じる可能性のある業務が明確になる．ムリ，ムラ，ムダが改善される．

14.3 業務フロー図作成の効果

業務フロー図作成の効果として，以下が挙げられる．

(1) 全体像から実際の作業レベルまで詳細に見える化できる

業務の粒度を変えることで，全体像から実際の作業レベルまで詳細に見える化でき，部門内だけではなく，多職種間でも業務を見える化・標準化・共有化できる．業務には定形業務と非定型業務がある．定形業務のフロー図を作成することで，非定型業務の特異点をよりよく理解できる．業務フロー図の書き方をよく理解する必要がある．

(2) 各職種間・職種内の役割分担・責任権限を明確化できる

多職種の実務者で業務フロー図を作成することで，多職種が関与する業務，同一内容でも多部門・多職種が実行する業務，同一内容でも複数ルートのある業務，類似内容でも異なる業務

の検討が可能になる．職種間・職種内の役割分担・責任権限を明確化でき，無意識に実施して
いる業務の流れを把握できる．規定外手順・例外処置・慣習や脆弱部分を明確にでき，重複・
再作業・待ち時間などの価値を生まない行為を減少できる．判断決定が必要な部分を明確にで
き，その後の流れも検討できる．

（3） 教育や RCA，FMEA に活用できる

業務の流れには，ヒト，モノ，帳票，情報を伴う．この中で業務フロー図は主にヒトの行為
の流れを記載するが，モノ，帳票，情報の流れを把握することも重要である．業務フロー図に
これらの具体的な写真やコメントを挿入し，前提条件を記載すると，業務フロー図をよりわか
りやすくでき，教育や RCA，FMEA に活用できる．

（4） モノ，帳票，情報の受け渡しを見える化できる

スイムレーンで各職種や役割を具体化する利点として，各職種・役割間のモノ，帳票，情報
の受け渡しの見える化がある．その受け渡しが特に重要な場合は，受け渡しの標準化や点検表
の作成などの対策が必要である．

（5） 管理指標の設定が可能になる

業務フロー図を作成することで，業務の円滑な流れを把握する尺度としての管理指標の設定
を可能にできる．管理指標には，管理可能なもの，重要度の高いもの，測定可能なものを選択
する．業務フロー図は内部監査にも活用できる．

14.4 業務フロー図作成前の留意点

業務フロー図作成前に以下に留意する．

（1） 作成の目的

目的により，作成する業務フロー図は異なる．新人教育用，業務の安全・効率性・効果性，
ISO 9001，病院機能評価，事故対策，新業務の構築のため等，種々の理由がある．その目的
により作成する業務フロー図の粒度が異なるので，作成中，繰り返しそのことを思い起こす必
要がある．管理者の求めるものと現場の実務者や安全管理専従者が必要な業務フロー図の粒度
は異なる．

（2） 情報収集源

通常は部門内にある手順から情報を収集するが，看護部の手順と薬剤部の手順は同じ業務で
も異なることが多い．他部門の関連業務は他部門参照で終わり，実際にすり合わせると合わな
い部分も多い．医師には詳細な手順がないことが多い．また，どの診療科，どの医師を対象と
した業務フロー図か，それとも医師全体を対象としたフロー図かで，収集データが異なる．

（3）　情報収集担当者

　業務フロー図を作成する主体は実務者である．各部門の実務者が各々の手順等の情報を収集する場合でも，関係職種のすべてから収集しないと，適切な業務フロー図を作成できない．未作成の部門があれば，そのときにはその部門の実務者に手順作成を依頼するか，業務フロー図作成時に出席を依頼する必要がある．管理者や医療安全専従者，病院機能評価や ISO 9001 の実務担当者が収集する場合もある．各々の収集者や作成意図により業務フロー図の粒度は異なる．当該業務に精通した実務者が集合して，手順等の収集とともに業務フロー図を作成する．時間と人員が必要なので，管理者の協力・指導が不可欠である．

（4）　収集方法

　収集した手順が非公式か否かという問題がある．業務フロー図を限定した病棟などに使用するか，院内全体に適用するかによる．また，収集した手順が現行の業務内容に合致している保証はないので，収集時の確認が必要である．

（5）　用　途

　業務の安全・信頼性確保のために使用することが多い．業務フロー図の手順を遵守することで不具合事象を防止できる．しかし，それには，お仕着せの業務フロー図ではなく，自らが関与する必要がある．また，現場で使い勝手が良く，ある程度の融通性を織り込む必要がある．また，インシデント，アクシデントに対する RCA や FMEA の活用には，より粒度の細かい業務フロー図が必要である．しかし，すべての業務フロー図を詳細化する必要はなく，危険なプロセスのみ，粒度を細かく作成するほうが得策である．全体を俯瞰するもの，中等度の業務レベルのもの，さらに詳細な業務レベルのものというように，目的により使い分ける．

（6）　施設規模

　医療機関の規模により各医療従事者の役割分担が異なる．基本的には高度急性期，急性期，回復期，慢性期で必要とする医療機能は異なり，看護師や看護チーム，看護補助者，医療クラーク，病棟薬剤師などの配置も異なるので，その施設，その部署にあった業務フロー図を作る必要がある．限られた資源で，現在運用中の業務の見える化と改善を求めることが重要である．

　IT 環境も病院により異なるので，紙ベースで動いている病院とオーダエントリ・電子カルテ導入病院では業務フローが大きく異なる．また，電子カルテ導入病院でもペーパレス化の程度により運用が異なる．業務フロー図ではその前提条件が重要な所以である．

（7）　多職種協働（チーム医療）の実践

　医療は多職種による並行業務が多く，変更・臨時業務も多い．常に状態変化するヒトを対象にするので，適時，適切に判断し，PDCA サイクルを回す必要がある．医師の指示で動く業務，他の医療従事者が自身の判断で動く業務，さらにチームの複数の判断の基に動く業務と複雑である．医師が業務フロー図作成に参加することはまれである．業務フロー図作成には強いリーダーシップが必要である．多職種が対等に話し合える場と雰囲気がなければ，活用できる業務フロー図を作成できない．管理者はそれ相応の時間とマンパワーを作成チームに提供する

必要がある.

　多職種協働では引き継ぎが重要である. 引き継ぎとは医療の安全と継続性のために, 一方から他方へ, 同時に相互に, 情報を伝達するプロセスである. 一般的な情報交換では受け手はその内容を理解する必要はないが, 引き継ぎでは情報の伝達に専門職の責任が伴うので, 理解度を確認しない引き継ぎは危険である. 病院では外来から病棟へ, 病棟から手術室へ, 手術室から病棟へ, 救急室から病棟へなどの空間を介する情報伝達の他, 看護師と医師間など職種間の情報伝達もあるので, 安全対策上, 引き継ぎの標準化（やり方, 使用ツール, 書式等）が重要である.

　看護部は人数が多く, 職場も病棟, 外来, 手術部など多岐にわたる, シフト勤務が多く, 他部門のように全員が一堂に会して情報を伝達することが難しい. さらに医師や患者から多岐多様な, それも変更された情報が伝達される. 最終的に患者に接するのは看護師が圧倒的に多いので, 多職種間だけでなく, 看護部内部の引き継ぎも重要である. その意味で, 業務フロー図で引き継ぎの存在する箇所が見える化できることは, その場所での引き継ぎの標準化を含め, 潜在的な脆弱部分の検証が可能になる.

　業務フロー図は, 担当医師, リーダー看護師, 受け持ち看護師, 薬剤師等の業務が列（スイムレーン）ごとに縦に流れる. 各人の関連する業務を縦線で結ぶが, 各レーンを線が越えた場合が引き継ぎである. そこにはモノと情報と責任の伝達が存在する. 例えば, 口頭指示による引き継ぎでは, 対面・PHS・電話等の手段, 情報伝達標準書式の有無で, その対応が異なるし, 危険度も異なる.

　業務フロー図を作成することにより, 危険で脆弱な情報伝達箇所を事前に検討し, リスクをできる.

(8)　業務の流れと時間軸

　単位業務ごとに業務は流れる. プロセスとはインプットがあり, 加工されてアウトプットとして出る一連の業務であるが, その中に質が織り込まれる. 業務の流れは一方向に流れるだけではなく, 2方向, 3方向に流れる場合も逆方向に戻る場合もある. その中に判断決定が介在する.

　以下は業務の流れに関する注意点である.

　業務の目的が一番重要である. 業務には流れがあり, その流れに沿って, 業務を遂行するヒトを中心に, モノ・帳票・情報がある. 流れには前提条件があり, その前提条件に合致したとき, 初めて業務が流れる. 医療のような複雑な業務では, 常に確認と判断業務, 逆行や変更, 並行業務がある, 判断決定後は複数の経路ができる. 判断の間違いには, 未（判断）と誤（判断）がある.

　医療には並行業務が多いので, ある作業からある作業に移行するときや多職種が関与する場合に, 業務フロー図では同期バーを活用する（同期バーは"15.3節(2) 同期の考え方"で解説する）.

　時間軸は事例［20.2節(2)ⅱ］でも出てくるが, 病棟注射薬の定時投与業務などは, 実際は2日にまたがる業務である. すなわち, 前日の医師の定時オーダの基に処方監査後, 薬剤師は病棟に所定薬剤を移送する. 看護師が薬剤を投与するのはその翌日である. これら2日にわたる業務を1枚の業務フロー図に見える化するためには, 作図上の工夫が必要になる.

20.2 節で分割して提示する.

（9）　IT 環境

　IT 環境の度合いで，ヒト，モノ，帳票，情報の流れが異なる．よって，業務フロー図を作成する際，可能な限り背景（前提条件），コメント等でその状況とともに，単位業務に付随するモノ，帳票，情報を明確にする必要がある．全体の流れが明確でないと，不具合事象発生時に何が問題か分からなくなる.

　オーダエントリ，電子カルテ導入病院では，紙ベースの病院とは明らかに業務フローは異なり，必然的に業務フロー図も異なる．しかし，電子カルテ導入後にも業務フロー図を改訂していない病院もある.

　基幹システム以外のサブシステム（調剤システム，看護支援システム，PACS，検体検査システムなど），そのサブシステムに付随するツール（薬剤ピッキングマシーン，薬剤 3 点認証システム等）の採用等の差を考慮に入れて業務フロー図を作成する.

　データ・情報源はどこにあるか，最新情報はどこか，その情報と帳票は並行して動いているかなどは採用システムによって大きく異なる．デジタル情報をベースに業務の流れを再構成・見える化するという検証行為は，情報システム部門や質・安全管理部門の参加など時間と労力を要するが，不可欠である.

　紙運用では顕在化しない部門間調整の不都合が，IT 化で露呈することがある．IT 化は現場の役割分担，責任権限の見直しの最大の契機となる．IT 導入後の変化として，内容が変化する（帳票がなくなる），消滅（行為そのものがなくなる）する，実行タイミングが変化するなどが挙げられる.

14.5　業務フロー図作成の手順

（1）　病院全体で統一する

　業務フロー図の書き方にはいろいろあるが，病院全体で統一する必要がある．各部署がばらばらの方針，設計で作成すると情報を共有できない．実際に作成する際には，重点志向で，取捨選択する.

　現実の業務フロー図を作成し，理想的なあるべき姿や推測は記述しない．実務者に使い勝手の良い業務フロー図でないことが多いので，以下の事項に注意が必要である.

　表現の粒度の統一，各行為の目的・インプット・アウトプット，情報の流れではなく業務行為を基本とする，ヒト・モノ（薬品等）・帳票・情報の流れ，行為の見える化，判断ポイント，各プロセスの粒度の一定，サブプロセス作成，業務単位のつながり（中断はあるが途中で止まらない），並行処理の明確化，IT との連動，時間軸などである.

（2）　目的に応じた粒度

　粒度の問題は特に重要である．管理者が自院の医療をどのように考えるかという，いわゆる品質保証体系図（医療提供体制の概略）のような大きな業務フロー図から，入院・外来等の患者診療の流れを見える化した中程度の粒度の業務フロー図，さらには，現場で日常的に実施している医療を見える化した粒度の細かい実務者レベルの実践用の業務フロー図と，大まかに 3

段階程度に分けられる．

　大体の業務の流れは中程度の粒度のもので把握できるが，不具合が生じたときなどで検証が必要な場合には，より細かい作業レベルの業務フロー図が必要になる．しかし，すべての業務にそのような細かい粒度の業務フロー図を作成することは困難なので，重要な部分に限ってあらかじめ細かい粒度の業務フロー図を作成する．

（3）　業務フロー図作成における管理者の留意点

　実際の業務フロー図作成手順を以下に示す．具体的な業務フロー図作成上の留意点は 15 章を参考されたい．

　　①　どの業務フローを対象にするか，管理者が率先して決める．その場合，業務の重要度，頻度，複雑性，脆弱性を考慮する．業務フロー図は 5W1H を考慮して，スイムレーン型のものを作成する．

　　②　業務フロー図作成の目的を明確にする．対象業務が繁忙時の業務フロー図を作成する．現場をよく理解した多職種の実務担当職員を選定する．状態や患者が異なるなどの臨床的多様性，平日と日祭日などの業務別多様性，ベテランと新人など固有技術レベルの多様性，ヒューマンファクター（空腹，疲労，遅れなど）などは業務フロー図作成では配慮しない．これらは運用面で考慮すべきである．

　　③　管理者は，その業務フロー図を実際に活用し，職種間で共有し，絶えず最新版に改訂していることを確認する．また，固定化された過誤，不明確な役割分担，重複や不必要なステップ（再作業など），漏れた作業の有無を検証する責任がある．

　　④　管理者はインシデント，アクシデントなど不具合事象発生時，あるいは，未然予防のために，業務フロー図を活用し RCA あるいは FMEA を実施するよう，医療安全担当者に指示する．さらに，改善・再発防止策を業務フロー図に落とし込み，対策により新たな不具合が生じないことを確かめ，改訂業務フロー図を組織内に周知徹底する．

14.6　業務フロー図作成上の留意点

　業務フロー図作成上の留意点を点検表として提示する．

（1）　業務フロー図作成前点検表
　　□　医療従事者の業務を中心とした業務フロー図か
　　□　業務手順の有無
　　□　重複業務の有無，同一業務を複数の方法で実施
　　□　不要・不完全・漏れ業務の有無
　　□　繰り返し業務の有無
　　□　臨時・変更業務，例外業務が多い
　　□　並行作業が多い
　　□　待ち時間が長い
　　□　業務の不遵守・逸脱・不具合事象が多い

(2)　判断決定点検表
- □　判断後の流れが適切
- □　判断なしで業務が流れる
- □　判断が適切
- □　判断時期を間違える（遅い，早い）
- □　判断場面が明確
- □　複数の判断決定者の存在
- □　判断に必要な情報の有無

(3)　薬剤業務フロー図作成点検表

病棟注射薬投与における業務フロー図作成講習会後に作成した点検表を以下に示す．
- □　QC 工程表ではなく，スイムレーンに基づく業務フロー図作成
- □　業務の粒度を統一
- □　医師，薬剤師（調剤，病棟），看護師等の業務分担が明確
- □　ヒトの業務の流れとそれに伴うモノ（注射薬），帳票，情報の記載が明確（前提条件など）
- □　コメント（ノート）を活用
- □　処方箋，指示箋，実施録の流れが明確
- □　医師の処方登録と処方承認の流れが明確
- □　指示受けの手段（口頭，電子カルテ，帳票等）が明確
- □　看護師の署名手段（看護支援，帳票等）が明確
- □　同一職種で同様行為を行う場合も別レーンを作成
- □　病棟調剤者（看護師，病棟薬剤師）が明確
- □　医療クラークの介入が明確
- □　定時と臨時処方の差異が明確
- □　平日と日祭日・夜間処方の差異が明確

15.　業務フロー図作成のコツ

15.1　作成ツール

　前述のように，本書では業務フロー図の作成にあたり，UML（Unified Modeling Language）の中のアクティビティ図（業務フロー図）を使用する．UML は，もともとシステム開発者のためのツールであった．システムの利用者にとっても直感的に理解しやすく，利用者と開発者の意思疎通を行う共通言語としての意味を持つ．

　UML 専用のモデリングツールには，astah* community（JUDE/Community），IBM Rational Rhapsody，Rational Rose，visual STATE，MARTE，パターンウィーバー等の有償ツールがある．これらのソフトを使うと，UML の書き方のルールに準拠した正しい図が書ける

が，反面，ソフトの習得が必要，かつ，ライセンスの問題もあり，作図できる人が限られる．業務フロー図の作成に限定すれば，関係者間のデータ共有も考えて，Excel® や PowerPoint® 等の汎用ソフトを使うのが望ましい．

15.2　業務フロー図作成の流れ

　業務フロー図を作成するに当たり，最初は見える化すべき範囲の業務の概要を記述する．この段階では，業務の一連の流れを把握することが重要であり，行為者（職種）を定義する必要はない．例として，外来業務についての概要図を示す（図 7.1）．

　概要図ができたら，概要図に示した各業務プロセスを詳細に記述する．各プロセスの作業者（アクター・ロール）とその行為（アクティビティ・アクション）を漏れなく洗い出す必要がある．誰が（アクター・ロール），何を（目的語），どうする（動詞）という能動態で表す．

　作業主体あるいは作業場所が変わる，時間の間隔があく場合は，別業務として記述する．

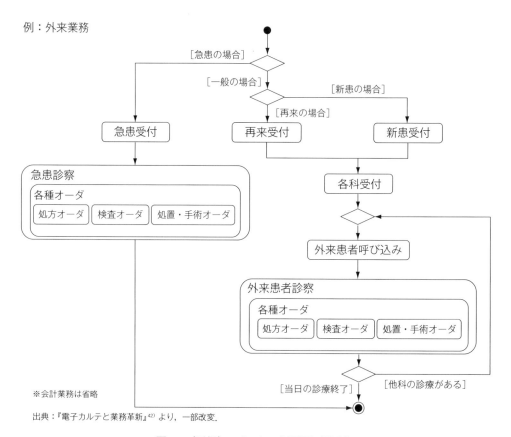

図 7.1（再掲）　プロセス概要図（外来）

15.3 業務フロー図を書くために

(1) 書き方の基本

各プロセスの目的を意識すると，それを達成するために必要な手段としてアクションを洗い出すことができる．また，各プロセスを開始するための前提条件を定義する必要がある．前提条件とは，どのような状態になったら，またはどのような条件がそろったら，このプロセスを開始できるかである．

例えば，外来患者を診察室に呼び込むプロセスの前提条件は，以下である．

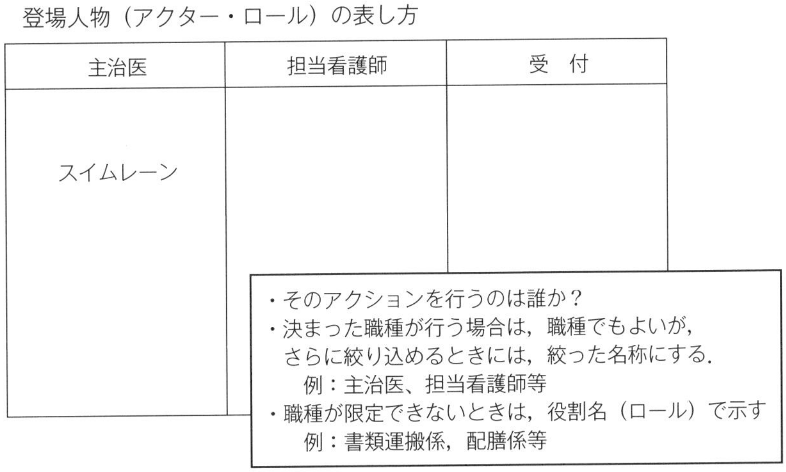

登場人物（アクター・ロール）の表し方
主治医
担当看護師
受　付
スイムレーン
・そのアクションを行うのは誰か？
・決まった職種が行う場合は，職種でもよいが，
さらに絞り込めるときには，絞った名称にする．
例：主治医、担当看護師等
・職種が限定できないときは，役割名（ロール）で示す
例：書類運搬係，配膳係等

図 15.1 アクター・ロールとスイムレーンの記法

前提条件
開始点は一つだけ
アクション 1
ノート
（コメント）
アクション 2
条件分岐への入力
は一つだけ
［分岐条件 1］
［分岐条件 2］
判断事項をひし形の中に
書く方法では，分岐条件
の記載が簡略化できる
アクション 3
アクション 4
アクション 5
終了点は複数あってもよい

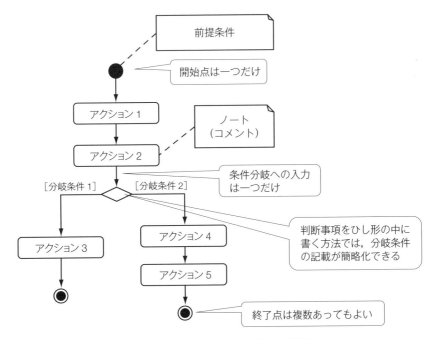

図 15.2 業務フロー図の基本の形式

前提条件：

　　・患者は各科の受付を済ませている

　　・診察前に検査がある場合は，検査結果が出ている

　基本の形式を図 15.1，図 15.2 に示す．誰がその行為を行うかは，スイムレーンで示す．登場人物（アクター・ロール）をすべて書き出し，各行為を，それを行う登場人物の枠の中に記載する．主語は，スイムレーンで表されるので，アクションには主語は不要である．

　登場人物は，特定の職種で表せるが，絞り込めれば，絞った名称にする．医師を例に挙げると，主治医，内科医などと限定できれば，こちらを採用する．職種を限定できないとき，同じ職種が複数の役割を果たすときなどは，役割名（ロール）で示すことができる．例えば，書類運搬係，配膳係，薬剤監査係などである．一人で複数の役割を果たすこともあるが，役割名で表すことにより，それぞれの行為を行う立場を明確にできる．

（2）　同期の考え方

　業務フロー図を書く上で最も難しいのが，同期バーの使い方である．医療の現場では，多職種が同時並行的に作業を行う場面も多く，また，一人の職員が複数の業務をかけもちして処理することも珍しくない．このような実態を表すための手段が同期バーである．

　同期バーは太い直線で表し，基本的には 2 本 1 組で使用する．複数の業務を並行に動かす開始の線をフォークノード（形がフォークに似ている），並行業務の終了線をジョインノードと呼ぶ．同期バーに入る矢印は 1 本のみ，同期バーから出ていく矢印も 1 本のみとする（図 15.3）．

　同期バーで挟まれた間の業務は，お互いに独立して行い，すべてがそろったところで，ジョインノードに続く行為に移行する．

　カレー作りを例に，具体的に説明する（図 15.4）．フォークノードの直前の行為，ここでは

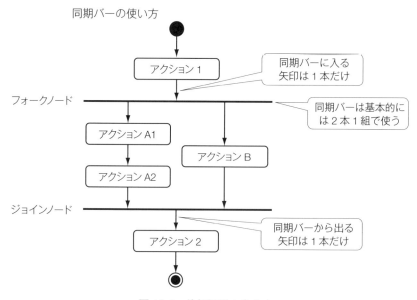

図 15.3　並行処理の書き方

「材料をそろえる」をきっかけに，ルー作りとご飯を炊く作業を並行して行い，両作業が終わったところで，盛り付け作業を行うことを示している．この間，ルー作りとご飯を炊く作業の順番は問わないが，同期バーで挟まれた行為がすべて完了しないと，次に進めない．

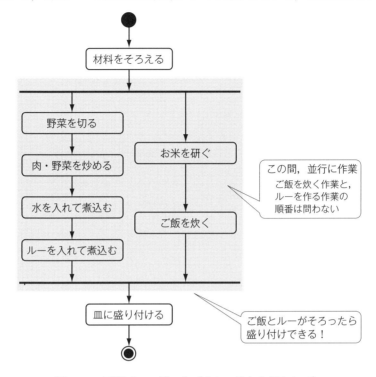

図 15.4　同期バーの使い方（カレー作りを例として）

　したがって，同期バーの間から，ジョインノードにつながず外に線を出してはならない（図15.5）．なぜなら，並行作業との同期が取れなくなるからである．同じ理由で，途中から同期バーの中に入れることはできない．ただし，同期バーの中で進行するが，その完了を待つ必要がない場合には，途中で止めることはできる．その場合には，"プロセスの終了を示す"●ではなく，"その流れのみを終了させる"⊗マークを使う（図15.6）．

　同期バーの間に同期バーを持つこともできる．フォークノードとジョインノードの組合せが分かりにくくなるので，1組のフォークノードとジョインノードは，同じ長さで，横位置をそろえる．

　なお，同期バーは上下1組で使用することが原則だが，例外的にセットで使用されない場合がある（図15.6）．

(3)　業務フロー図の書き方に関する留意点

　業務フロー図を書く上の留意点を以下にまとめる．

①　全体として，上から下に業務を流すこと（図15.7）．

②　すべてのアクションには，in と out の矢印をつなげること（図15.8）．

　アクションを突然発生させない．また，基本的に，一つのアクションから複数の矢印を出さない，また，一つのアクションに複数から矢印を入れない．もし，一つのアクションから複数の矢印が出る図を作成したときには，業務の内容により分岐マークを使う（図15.9，図

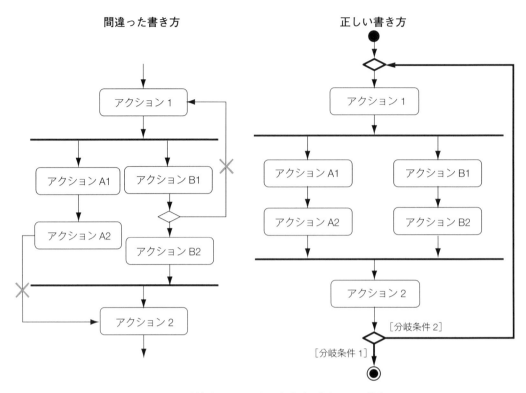

図 15.5　並行処理における留意点（図 13.8 再掲）

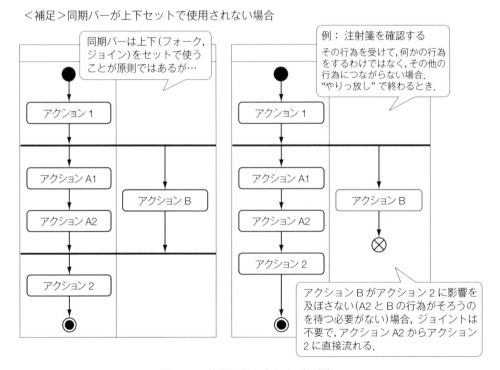

図 15.6　並行処理の書き方（例外）

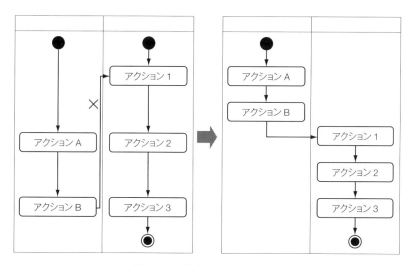

図 **15.7**　業務の流れの表し方

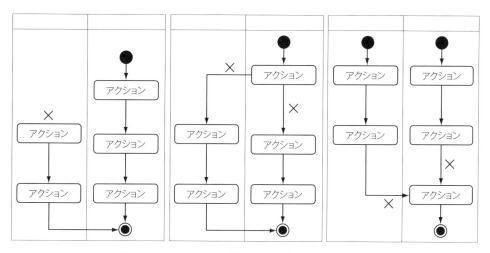

図 **15.8**　アクションに接続する矢印の誤った使い方

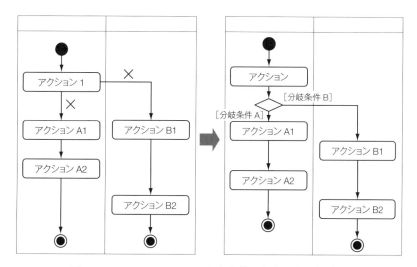

図 **15.9**　一つのアクションから複数の矢印が出た場合の
解決方法（分岐ノードでフローを制御）

15.11）が，同期バーを使用する（図 15.10）．また，一つのアクションに複数の矢印が入る場合も同様に，業務の内容により，同期バー（図 15.10），または合流ノードを使用して記述する（図 15.11）．

③　分岐ノードの先に複数の選択肢があること（図 15.12）．

分岐ノードは条件によりプロセスの進む方向が異なるときに使用するので，分岐の先には，必ず複数の選択肢を用意する．

④　矢印は斜めに走らせない．

斜めにつなぎたいときは，折れ線を使う．

⑤　なるべく，矢印を交差させない．

スイムレーンの並び順を調整することで，矢印が複雑に入り乱れることを避けられる．それでも，どうしても交差する場合には，飛び越え線を使うと分かりやすくなる．（19章の事例

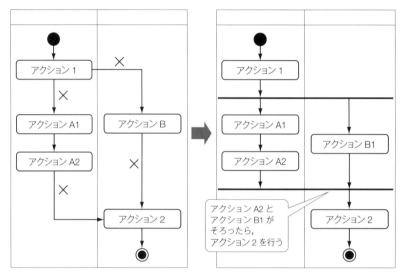

図 15.10　一つのアクションから複数の矢印が出た場合と一つのアクションに複数の矢印が入った場合の解決方法（同期バーで表現）

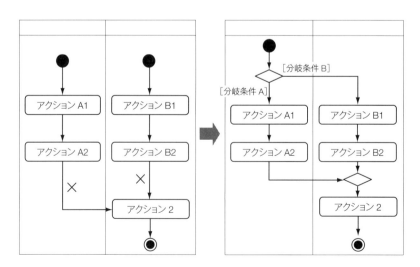

図 15.11　開始する状況が複数ある場合の解決方法
（開始直後の条件で分けて表現）

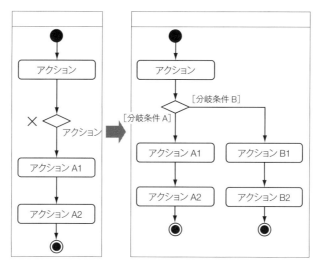

図 15.12　分岐マークの使い方

3, p.111 参照）

　目的は，業務フロー図を書くことではなく，書いた業務フロー図を活用することである．し
たがって，他人が読むことを前提に業務フロー図を書かなくてはならない．美しい図を書くこ
とが目的ではないが，他人にとっても見やすい図を作るように心がけたい．アクションの大き
さをそろえたり，縦位置，横位置を整えたり，矢印を垂直，水平に引くだけでも読みやすい図
になる．

　プロセスによって，中心となって業務を進めるアクター（またはロール）や，関係するアク
ター（またはロール）が異なるので，すべてのプロセスを通して同じ並び順にする必要はな
い．矢印を複雑に交差させないためにも，プロセスごとにスイムレーンの並び順を入れ替えて
構わない．

（4）　アクション表記における留意点

　アクションを表記する上で，留意点は以下のとおりである．

① 　目的語と（他）動詞（何をどうする）を明示する．

　「主語＝スイムレーン」なので，「誰が」は不要である．患者を主語にしたアクション
は，基本的には書かない．動詞を体言止めにする例が散見されるが，行為なので他動詞で
記述する．

② 　行為の目的は記述しない．

　アクションには，行為者の行為を記述する．行為の目的や理由などの説明が必要な場合
には，ノート（コメント）に記述する．

③ 　アクションには，人が行う動作のみを記述する．

　「プリンターから帳票が印刷される」等は，アクションではなく，ノート（コメント）
に記述する．「印刷する」という行為を行う場合は，行為者のスイムレーンにアクション
を追加する．別の行為，例えば「登録する」の結果として帳票が出力されるのであれば，
「登録する」のアクションにノート（コメント）で記載するとよい．

　アクションの手段，道具の詳細を記述すると煩雑になるので，ノート（コメント）に記

載する（道具の種類，容量，個数など）．その他，アクションの補足事項，留意事項など
も，コメントを利用して記述する．ただし，システムとヒトのやりとりを明確にする目的
の場合は有効であり，システムを行為者とする場合もある．

④　能動態で表記する．（受け身にしない．）

⑤　「確認する」，「チェックする」はできる限り使わない．

　　詳細は 12 章で記述するが，"確認"，"チェック"という単語は意味が曖昧であるため，
本来の行為の目的が伝わらない．

⑥　「＊＊を行う」，「＊＊をする」は「＊＊する」と表現する．

　　例えば，「登録を行う」は「登録する」であり，「承認をする」は「承認する」と表現す
る．行為の機能を表す動詞を使う．英語の肯定文で「Do（する）」という単語を使わない
ことと同じである．

⑦　一つのアクションに複数の行為（動詞）を入れない．

　　一つのアクションには目的語と述語を 1 組だけ入れる．慣れた作業では，無意識に複
数の行為をしていることがあるが，業務フロー図では，行為を分けて記述する．ただし，
業務フロー図の目的によっては，作業の目的を逸しない範囲で，一瞬で終了する作業を一
つのアクションにまとめることは許される．

⑧　用語を定義する

　　医療機関では，多職種が連携して業務を行っている．それぞれの職種，部署で完結した
マニュアルを作成することも多く，同じ行為であっても職種，部署により別の用語を使用
することがある．逆に，異なる行為，異なる目的を持つ行為に対し，同じ用語が使われる
こともある．業務フロー図の利点の一つは，他職種の業務との関わりが見えることである
が，用語の定義が統一されていなければ，正しく理解することができない．例えば，「初
診患者」という用語に対し，医事課職員と医師の認識が等しいとは限らない．お互いに
"分かっているはず"と思う用語であっても，定義を明確にしておくべきである．

（5）　初めて業務フロー図を書かれる方に

　最初は，定型業務（基本的な流れ）を書く．病院の業務には，非定型，例外的な状況が多く
ある．あれもこれもすべてを記述しようとすると収拾がつかなくなる．薬剤業務を例に挙げる
と，定型業務でも，抗がん剤，生物製剤，麻薬等の特殊な場合には，別プロセスとして記述し
たり，例外的な状況をノートに備考として記述したりする．また，作業ミスにより生じる可能
性のあるフローは同列に書かない．

　記述の粒度は業務フロー図の利用目的に応じて異なる．業務改善や医療事故発生時の原因分
析には，動作レベルの詳細な業務フロー図が必要である．

　モノの受け渡し，電話等は，渡す・かける側と受ける側の行為があるが，詳細な業務フロー
図が必要な場合であっても，受ける側は記述を省略しても構わない．ただし，受け方が特殊な
場合，受け方により問題が生じる可能性がある場合は記述しなければならない．

　業務フロー図を書くには，自部署の業務に対する正しい理解が必要である．普段，無意識に
行っている行為も，行為の目的を理解していないと適切に記述できない．また，他職種，他部
署との関わりを記述するため，他職種，他部署の業務を理解する意欲もなくてはならない．他
部署に業務内容を聴取する際には，実際にその業務に携わっている職員から，5W1H を漏ら

さず引き出すように心がける.

　業務を洗い出し，業務フロー図を作成する上の表記の要点は，以下の通りである.

　　・どの行為を起点に次の行為を行うか.
　　・条件により，処理が変わるところはどこか.
　　・複数の処理が同時に行われるところはどこか.
　　・同期をとるべきところはどこか.
　　・動詞の使い方を統一する.
　　・表記の粒度をそろえる.
　　・常時，継続，断続する行為はないか，ある場合は表現したか.

（6）　情報共有と標準化

　最後に，業務フロー図を完成したら，その業務に携わっていない職員に，完成した業務フロー図を基にして業務をシミュレーションしてもらう. 誰にも何も聞くことなく業務を完遂できればよいが，業務を進めることができなければ，アクションが抜けている可能性がある. 再度，業務の洗い出し，聴取等を行い，精緻化に努めたい. 多くの職員で検討することにより，標準化，共有できることが望ましい.

　業務フロー図は，情報共有，マニュアル，業務改善等，様々な目的に活用できる. 業務を見える化することにより，標準化し，問題点を発見し，改善につなげることができる. 業務フロー図を作成すること自体が業務の見直しにつながることになる. 最初は時間がかかるが，それを補って余りある利点があるので，書き方の基本を習得して，実施していただきたい.

16. 演習問題Ⅰ　書き方に問題ある業務フロー図

　書き方に問題のある業務フロー図の具体例を提示する.

16.1　設　　問

(1)　問題点を指摘せよ.

(2)　その問題を修正した業務フロー図を記載せよ.

　①　用語の使い方・分岐条件

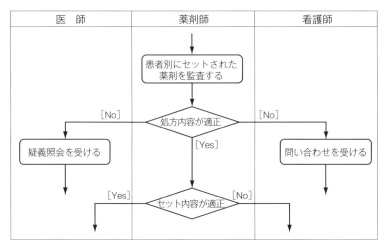

図 16.1　具体例 1　用語の使い方・分岐条件

　②　アクティビティの不足

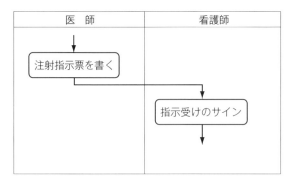

図 16.2　具体例 2　アクティビティの不足

③　アクター・ロールの表し方-1

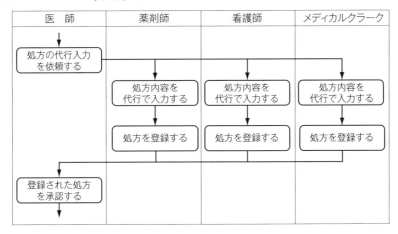

図 16.3　アクター・ロールの表し方-1

④　アクター・ロールの表し方-2

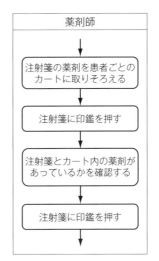

図 16.4　アクター・ロールの表し方-2

⑤　アクティビティの表し方-1

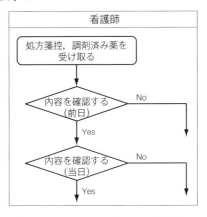

図 16.5　アクティビティの表し方-1

⑥　アクティビティの表し方-2

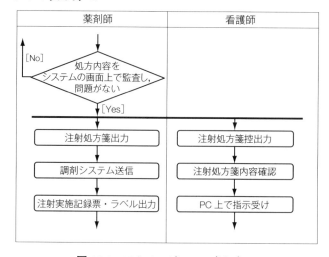

図 16.6　アクティビティの表し方-2

⑦　業務の流れ

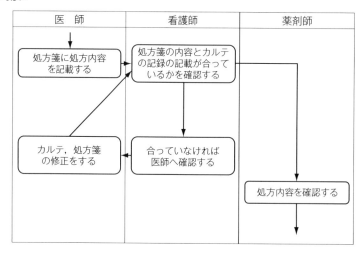

図 16.7　業務の流れ

16.2　解　答　例

（1）　業務フロー図の問題点の指摘

　具体例の問題点を指摘する.

① 用語の使い方・分岐条件

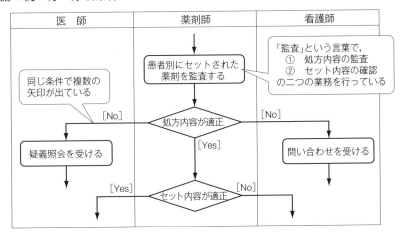

図16.8 用語の使い方・分岐条件の問題点

② アクティビティの不足

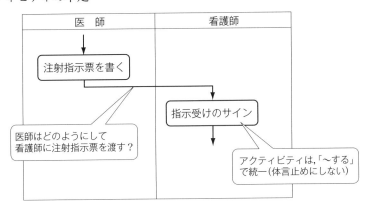

図16.9 アクティビティの不足

③ アクター・ロールの表し方–1 の問題点

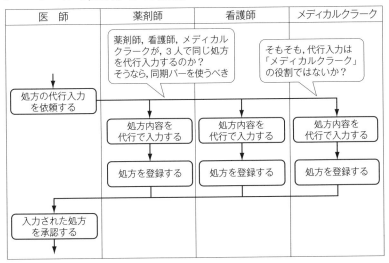

図16.10 アクター・ロールの表し方–1 の問題点

④ アクター・ロールの表し方–2 の問題点

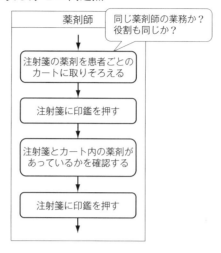

図 16.11 アクター・ロールの表し方–2 の問題点

⑤ アクティビティの表し方–1 の問題点

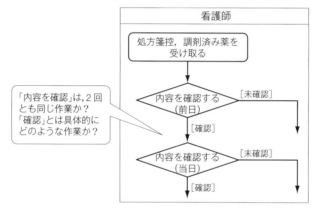

図 16.12 アクティビティの表し方–1 の問題点

⑥ アクティビティの表し方–2 の問題点

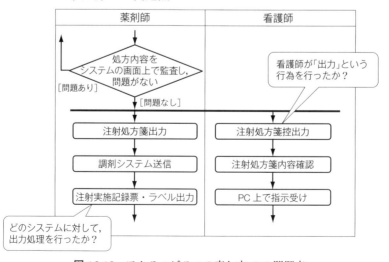

図 16.13 アクティビティの表し方–2 の問題点

⑦　業務の流れの問題点

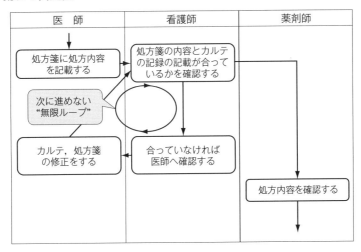

図 16.14　業務の流れの問題点

(2)　業務フロー図の問題点の修正

(1)で指摘した業務フロー図の問題点を修正した例を提示する.

①　用語の使い方・分岐条件の修正

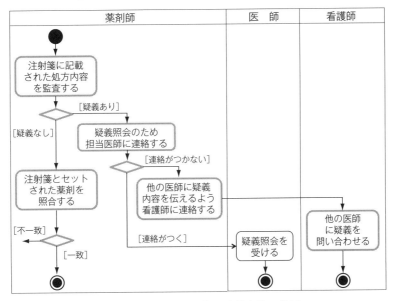

図 16.15　用語の使い方・分岐条件の修正

② アクティビティの不足の修正

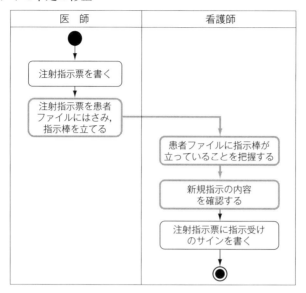

図 16.16　アクティビティの不足の修正

③ アクター・ロールの表し方–1 の修正

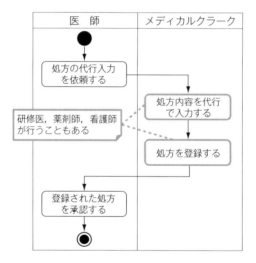

図 16.17　アクター・ロールの表し方–1 の修正

④　アクター・ロールの表し方–2 の修正

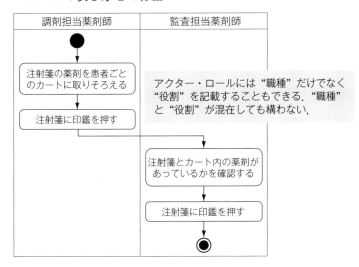

図 16.18　アクター・ロールの表し方–2 の修正

⑤　アクティビティの表し方–1 の修正

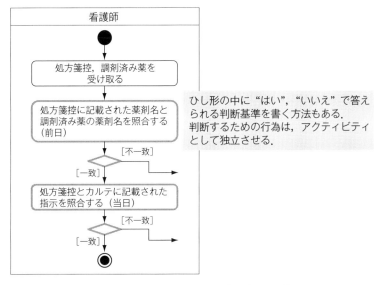

図 16.19　アクティビティの表し方–1 の修正

⑥　アクティビティの表し方-2 の修正

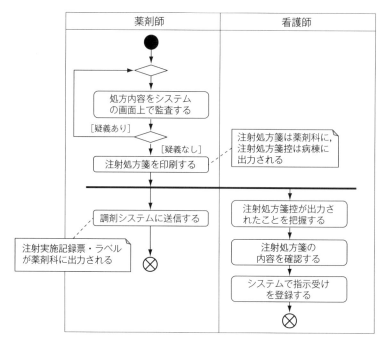

図 16.20　アクティビティの表し方-2 の修正

⑦　業務の流れの修正

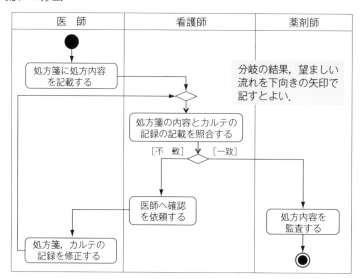

図 16.21　業務の流れの修正

17. 演習問題Ⅱ　照合に関する業務フロー図

　これまでの解説で，業務フロー図作成の意義，記述法（記法），作成の手順，作成の留意点を理解できたと考える．ただし，知識があっても使えるか否かは別の問題である．自転車やゴルフと同様である．1回，経験すればよいのではなく，また，数をこなせばよいのでもない．方法の目的・意義，原理・原則と使い方を理解することが前提である．しかも，使わなければ習熟しない．

　最初から，複雑な業務フロー図を作成することは困難である．リスクの高い業務の一部のプロセスに限定して作成するとよい．

　プロセス概要図を記述し，重大な事故が発生しやすいプロセスを選択するとよい．段階的に，これを繰り返すことにより，大きな業務全体を検討できる．

17.1　注射処方箋の薬剤名と注射薬の薬剤名の照合

（1）設問

＜前提条件＞

　　　薬剤担当看護師が注射処方箋と注射薬を持ち，薬剤名を照合する準備ができている．ただし，目視で照合する場合である．

① 薬剤担当看護師が，注射処方箋の薬剤名と注射薬の薬剤名を照合する作業の業務工程表を記述せよ．この段階では，粒度は粗くてよい．
② ①で作成した業務工程表に基づき，業務フロー図を作成せよ．
③ ②の業務フロー工程表の粒度を動作レベルまで細かくせよ．FMEAでは，粒度を細かくしなければ，適切な不具合様式（FM）が抽出できないことが多い．
④ ③で作成した業務工程表に基づき，業務フロー図を作成せよ．
⑤ ④で作成した業務フロー図の，どのアクションでどのような不具合（FM）が発生し得るかを記述せよ．
⑥ ⑤で抽出した不具合（様式）の対策を記述せよ．
⑦ ⑥の対策を実施した場合の業務工程表を記述せよ．
⑧ ⑦で作成した業務工程表に基づき，業務フロー図を作成せよ．

（2） 解 説

① 業務工程をマインドマップで示す（図 17.1）．

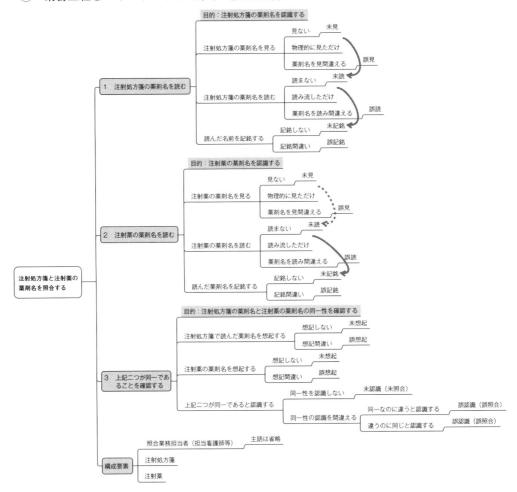

図 17.1 注射処方箋の薬剤名と注射薬の薬剤名を照合する業務工程

② 業務フロー図を 2 種類の粒度で示す（図 17.2）．FMEA を用いて未然防止対策をするには，詳細な粒度の業務工程表，業務フロー図が必要である．この粒度の業務フロー図を記述すると，不具合様式（FM）の抽出が容易になる．なぜならば，FM とは，業務担当者の単位業務（アクション）の目的・機能を阻害するもの（不具合）だからである．FMEA で最重要な段階が FM の抽出である．

未然防止あるいは業務改善するためには，重要な単位業務（アクション）で発生し得る不具合に対策を打つ必要がある．対策を単位業務（アクション）として記述したものが，改善後の業務フロー図である．

③ 業務フローを改善した場合の業務フロー図

業務フローを改善した場合の業務フロー図を示す（図 17.3）．

不具合の原因を究明し，対策としてバーコードを導入した事例である．サーバーにアクセスできる場合である．改善前の詳細な粒度の不具合の発生を防止できる．効率化の結果として，改善前の粗い粒度の作業でよくなる．

　改善前の不一致は，詳細な粒度で示したすべてのアクションで発生し得る．すべてのアクションで確認作業が必要になるが，複雑になるので，実際にはここまで詳細化する必要はない．不具合が重大あるいは頻繁であれば，その動作に限定して詳細に分析する．

　改善後には，"読む"作業がなくなるので，ヒューマンエラーは発生しない．改善後に発生する照合の不一致の原因は，注射処方箋と注射薬のいずれか，あるいは，両方の取り間違いが考えられる．したがって，注射処方箋あるいは注射薬を持つプロセスに戻ればよい．

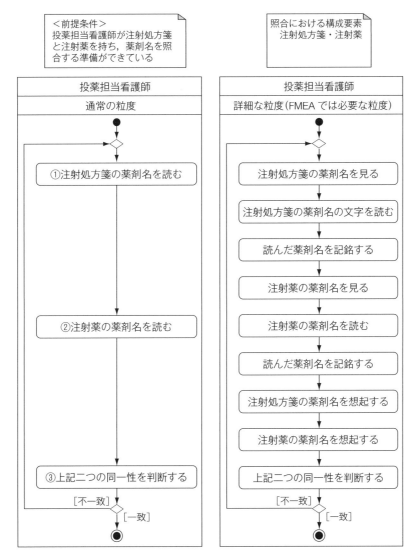

図 17.2　注射処方箋の薬剤名と注射薬の薬剤名を照合する
業務フロー図（2種類の粒度）

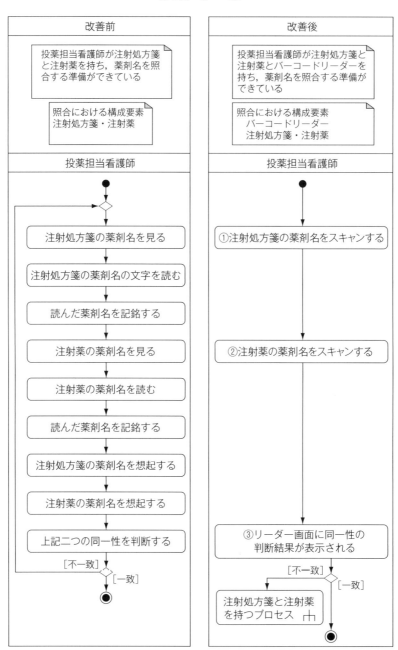

図 17.3　注射処方箋の薬剤名と注射薬の薬剤名を照合する
業務フロー図（改善前・後）

17.2　患者ID・患者・病床・血液製剤の氏名の照合

（1）設　問

＜前提条件＞

製剤の種類，ロット番号，血型，使用期限は確認している．

輸血担当看護師が，輸血予定患者の血液を持って，患者の病床に行っている．患者はリ

ストバンドを装着しているが，バーコードリーダーを使用しない場合である．

① 輸血担当看護師が，病床で患者 ID・患者・病床・血液製剤の氏名を照合する作業の業務工程表を記述せよ．この段階では，粒度は粗くてよい．

② ①で作成した業務工程表に基づき，業務フロー図を作成せよ．

③ ②の業務フロー工程表の粒度を動作レベルまで細かくせよ．

④ ③で作成した業務工程表に基づき，業務フロー図を作成せよ．

⑤ ④で作成した業務フロー図の，どのアクションでどのような不具合（FM）が発生し得るかを記述せよ．

⑥ ⑤で抽出した不具合（様式）の対策を記述せよ．

⑦ ⑥の対策を実施した場合の業務工程表を記述せよ．

⑧ ⑦で作成した業務工程表に基づき，業務フロー図を作成せよ．

(2)　解　説

① 業務工程を示す（図 17.4）．

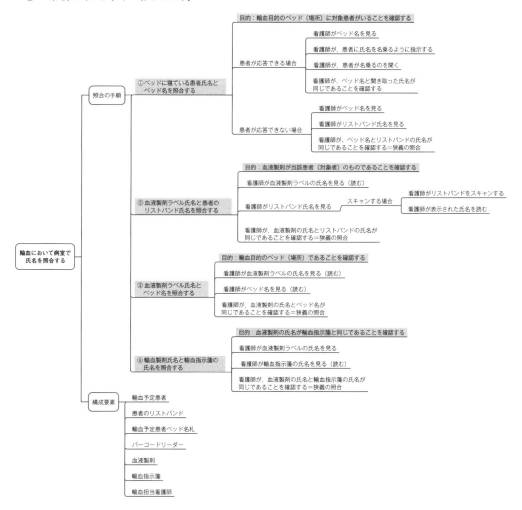

図 17.4 病室で患者 ID・患者・病床・血液製剤の氏名を照合する業務工程

② 業務フロー図を示す（図 17.5）.

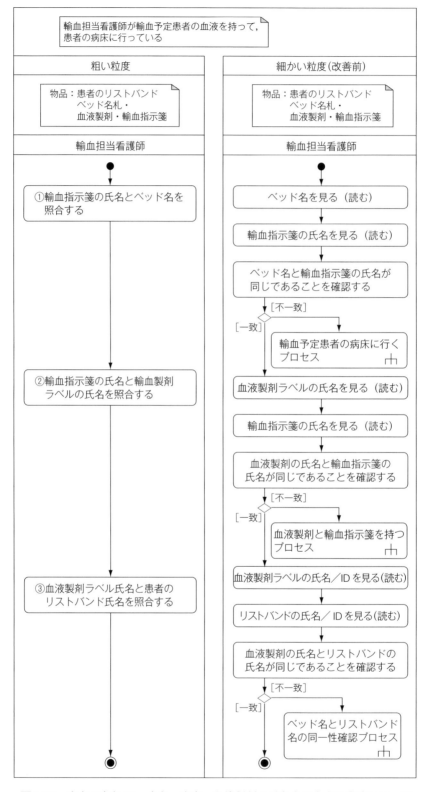

図 17.5 病室で患者 ID・患者・病床・血液製剤の氏名を照合する業務フロー図

③　業務フローを改善した場合の業務フロー図（図 17.6）

改善策として，バーコードリーダーを利用し，サーバーにアクセスできる場合を示す.

アクション "①輸血指示箋の氏名とベッド名を照合する" は改善前後で変わりはない. アクション "②輸血指示箋の氏名と輸血製剤ラベルの氏名を照合する" と，アクション "③血液製剤ラベル氏名と患者のリストバンド氏名を照合する" は，改善後にバーコードリーダーを用いるので，ヒューマンエラーは発生しない.

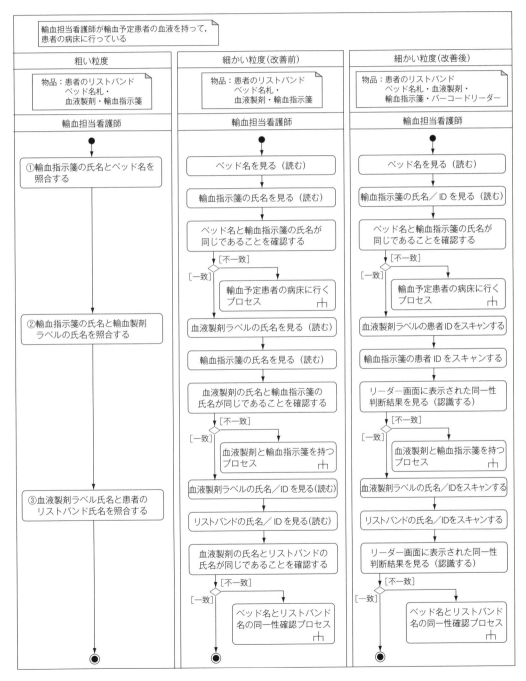

図 17.6　病室で患者 ID・患者・病床・血液製剤の氏名を照合する業務フロー図（改善前・後）

18. 確認作業の業務フロー図

　確認作業における業務フロー図の考え方を，重複確認・点検（ダブルチェック）と3点認証を例示して解説する．

18.1　ダブルチェック

　患者の安全と業務の正確性を担保するため，様々なダブルチェックを行っている．看護師が患者に薬剤を投与するときには，6R（Right Patient, Right Drug, Right Purpose, Right Dose, Right Route, Right Time）の確認が必要であり，ダブルチェックを用いることが多い．
　海外の研究では，看護師の与薬ミスの大部分はダブルチェックすることで発見できると報告されているが，次の課題も指摘されている[1]．
　① 標準化していない．
　　　ダブルチェックの方法が組織，個人，業務工程等により異なる．
　② 遵守率が低い．
　　　忙しいときや熟練者はダブルチェックを省略することが多い．
　③ 責任の所在が不明確．
　　　もう一方の確認者が確認していると思い，自分の確認行為の責任感が低下する．
　上記のうち，①については，業務フロー図で作業を見える化して標準化できる．本節では，看護師による点滴準備時のダブルチェックの業務フロー図の書き方とともに，様々なダブルチェックの方法の長所・短所等を解説する．

（1）　確認行為の書き方
　図18.1は，間違いの例である．"①点滴を取りそろえる"は，取りそろえる物が明確でないため，何をそろえればよいか分からない．"②薬剤が正しいか確認する"は，判断する行為は四角（□：アクション）の後にひし形（◇：分岐）を追加しなければならないほか，"何を""どのように"確認するのか明確に記載する必要がある．"③点滴にラベルを貼り，輸液セット

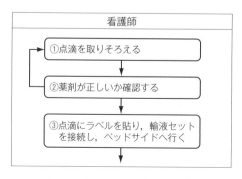

図 18.1　確認行為（良くない例）

を接続し，ベッドサイドへ行く"は，"貼る""接続する""行く"と三つの動詞（行為）が含まれているので，三つのアクションに分ける．

図18.1を修正したのが図18.2である．図18.2では，①に取りそろえる物を明示した．また，②では照合する二つの物（注射ワークシートと薬剤）と，その属性（薬品名）を明示している．仮に，照合すべき属性を書かず，"注射ワークシートと薬剤を照合する"と書いた場合，両者の名称，色，形，重さなど，どの属性を照合するか分からない．人によって確認項目が異なることがある．さらに，注射ワークシートと薬剤を照合するとき（②）と，注射ワークシートと注射ラベルを照合するとき（③）では，照合すべき属性が異なる（②は薬品名と用量，③は患者名と薬品名と用量）ため，二つの分岐（◇）に分ける必要がある．その際，②と③をまとめて一つの分岐（◇）で表現することはできない．

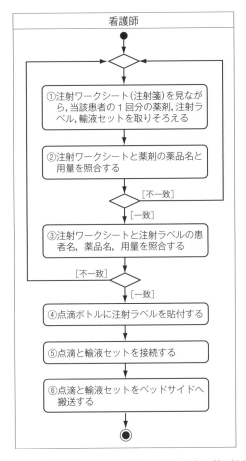

図18.2 確認行為（一人で準備する場合の修正例）

（2） 看護師AとBが独立して同じ確認行為をする

典型的なダブルチェックの方法を図18.3に示す．看護師Aの確認行為（②，③）と看護師Bの確認行為（②′，③′）は全く同じ内容である．

看護師Aと看護師Bは，お互いの確認行為に影響されず，各々が独立して確認しなければならない．しかし，ダブルチェックの項［12章(3)］で述べたように，実際には独立事象ではないことが多い．すなわち，確認責任者が看護師Aであると明確な場合は，責任者でない看

護師Bの確認が不十分になりがちである．また，責任者が明確でない場合には，後から確認する看護師Bの責任感の低下がある．看護師Aが先に確認行為を終えているため，看護師Bは看護師Aの確認行為を信頼，あるいは，依存し，自身の確認行為を簡略化したり，見たふりをすることがある．

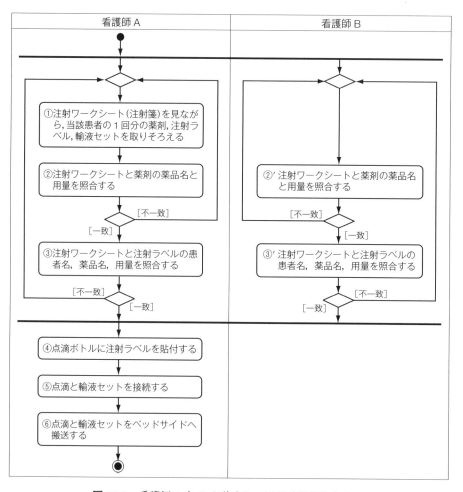

図18.3　看護師AとBが独立して同じ確認行為をする

（3）　読み上げる人と照合する人に分かれる

　読み上げる人と，それを聞いて対象物と照合する人に分かれ，二人で協同して確認する方法がある．図18.4では，看護師Aが注射ワークシートの薬品名と用量を読み上げ，看護師Bが，聞いた内容と，薬剤の薬品名・用量と照合する（②～③）．この方法は，両者が異なる情報源（参照物）を手にしているため，先入観なく相手の情報と自分の情報を照合できる．患者名や薬品名を別の属性と思い込むエラーをある程度排除できる．一方で，二人の看護師がそろわないと確認行為ができないため，人員の少ない夜勤の時間帯や，忙しい時間帯などでは形骸化しやすい．

　図18.4は，一見すると，二人で確認行為を行うため，"ダブルチェック"のように見える．しかし，ダブルチェックとは，二人で確認することではなく，同じ方法または別の方法で重複

して（二度）確認することである．図 18.4 では，②～④の確認行為を一度しか行っていない
ため，ダブルチェックではなく，シングルチェックである．これをダブルチェックにするため
には，看護師 A と看護師 B が持っている物を交換し，再度同じ確認行為をする必要がある．

　図 18.5 では，②～④の確認行為を，A と B を入れ替えて，もう一度（②′～④′）実施している．

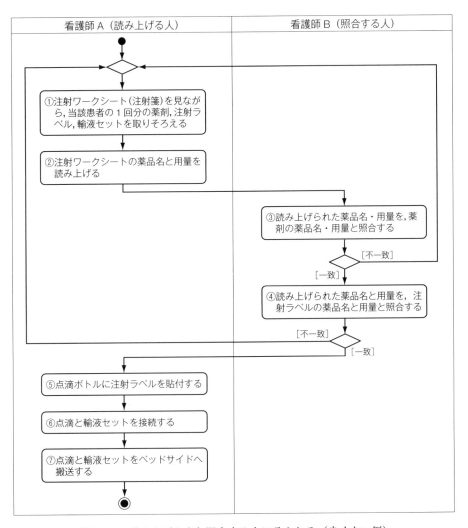

図 18.4　読み上げる人と照合する人に分かれる（良くない例）

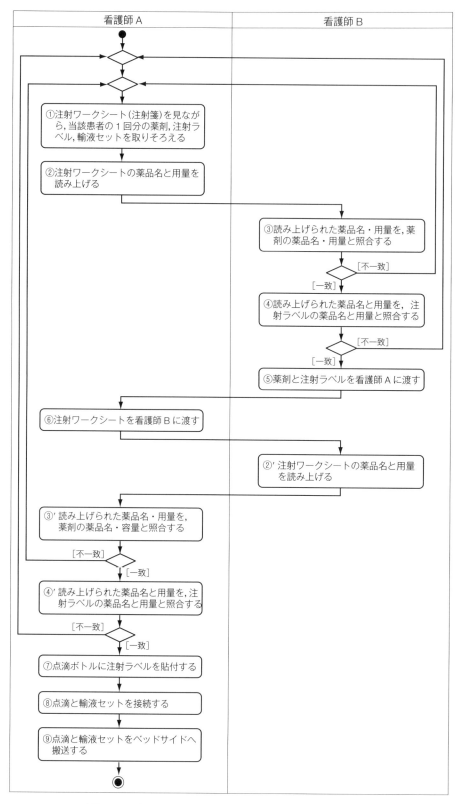

図 18.5　読み上げる人と照合する人に分かれる（良い例）

(4) 準備する人と投与する人に分かれる

　薬剤を準備する際に1回目の確認行為を行い，薬剤を投与する直前に2回目の確認行為を行う方法がある．図18.6は，薬剤を準備する人と，投与する人が異なる．二人の看護師が関わることにより，ダブルチェックしているように錯覚するが，(3)の説明と同じ理由により，実際にはシングルチェックである．

　看護師Aと看護師Bでは，それぞれ照合している物と属性が異なるため，同じ確認を二度行ったとは言えない．これを解決するためには，図18.7のように改善する必要がある．ただし，図18.7の場合でも，注射ワークシートと薬剤の薬品名と用量の照合（②）とベッドサイドで患者を同定する確認（⑦）を，一度しか行っておらず，ダブルチェックではない．

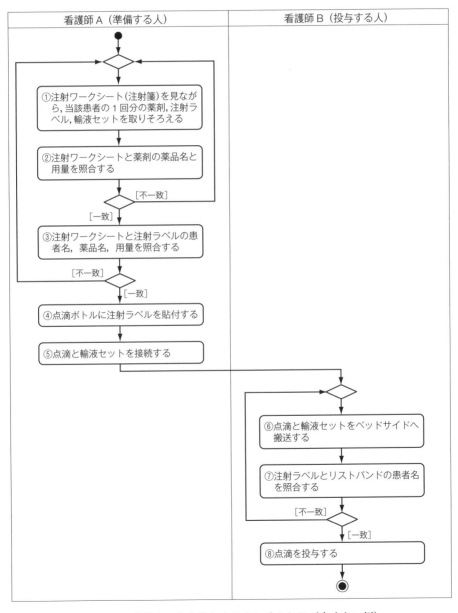

図 18.6 準備する人と投与する人に分かれる（良くない例）

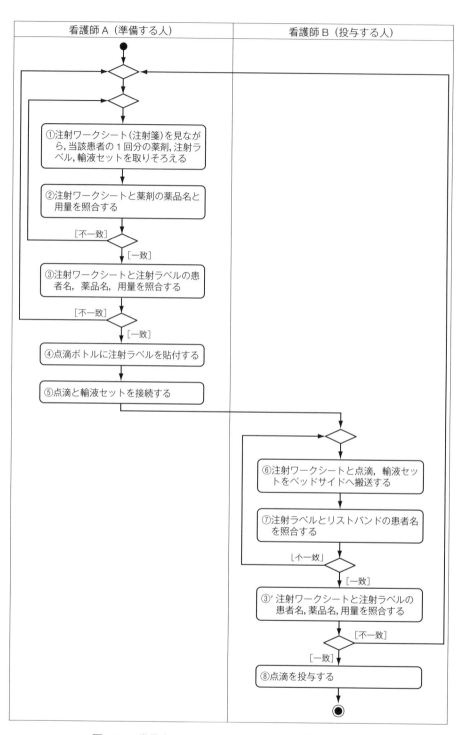

図 18.7 準備する人と投与する人に分かれる（良い例）

（5） 一人が時間差で二度確認する

　一人の看護師が，薬剤の準備時と投与時など，時間をあけて二度確認する方法がある．図18.8は，一人の看護師が，薬剤の準備時の確認（③）を，ベッドサイドでもう一度（③′）実施する．そのため，ベッドサイドには，点滴・輸液セットのほかに，注射ワークシートも持参しなければならない．また，（4）と同様に，ベッドサイドで患者を同定する確認（⑦）は，一度しか行っておらず，ダブルチェックにはなっていない．

（6） 一人でバーコードを使用して確認する

　ダブルチェックはエラーの発見に有用であるが，エラーを完璧には予防できない上，その確認を誰も監視していないことが多いので，忙しいときにはダブルチェック自体を省略することもある．機械的な照合システムを使用することで，確認を二度繰り返す必要がなくなるので，省力化できるほか，ヒューマンエラーが減るため，事故の減少が期待できる．また，確認の実施記録が残るため，省略しにくくなる．一方で，図18.9の②は，人の目による確認が残されているだけでなく，シングルチェックになっている．また，バーコードリーダー（携帯端末などと呼ばれることも多い）の台数が十分でない，またはその性能が悪い等の理由により，看護師がバーコードリーダーをベッドサイドに持参せず，従来の目視で照合して投薬し，事後的に電子カルテで実施記録を残すこともある．バーコード等を利用した機械的な照合システムを導入しただけで安心せず，運用上の限界を理解した上で利用しなければならない．

（7） まとめ

　ダブルチェックに確実な方法は存在しない．人員配置や電子化の度合いに合わせた各病院の標準化が必要である（表18.1）．ダブルチェックの回数は必要最低限に抑え，人手の少ない時間帯でも無理なく実施できる方法を採用すべきである．また，電子化し，機械的な照合システムを採用しても，運用上の落とし穴に注意する必要がある．ダブルチェックは，形骸化し，省略されやすい．業務フロー図でその方法を標準化した後は，手順の遵守状況を監視することも重要である．

表 18.1　病院の実態に合ったダブルチェックの方法

	機械的な照合システムの有無	必要人員	準備時の照合	投与時の照合
①	無	多	看護師 A と看護師 B が 1 回ずつ照合	看護師 A と看護師 C が 1 回ずつ照合
②	無	少	看護師 A が 1 回照合	看護師 B が 1 回照合
③	無	少	看護師 A が 1 回照合	看護師 A が 1 回照合
④	有	少	看護師 A が 1 回照合	看護師 A が 1 回照合

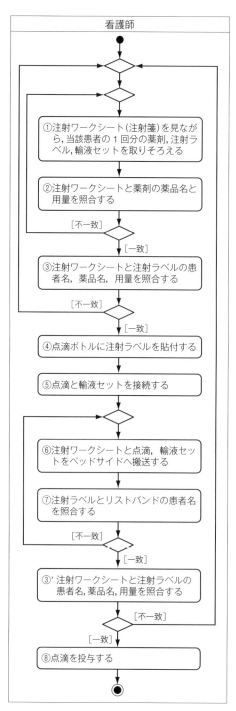

図 18.8 一人が時間差で二度確認する
（準備時と投与時）

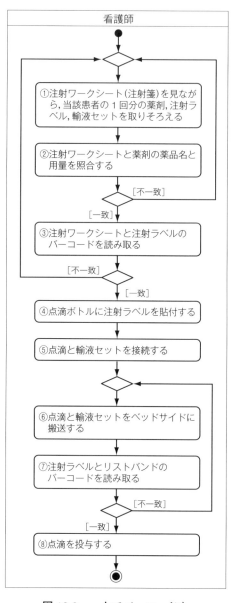

図 18.9 一人でバーコードを
使用して確認する

18.2　3点認証——注射薬業務への携帯端末導入前後の比較

（1）　3点認証

　3点認証は，二つの意味で用いられる．3点とは，指示情報（処方箋・指示箋等），対象者（患者），対象物（薬剤，輸液等）をいうが，実施者（医師・看護師），対象者（患者），対象物（薬剤，輸液等）3点を，すなわち，誰が，誰に，何を，実施するかを確認することをいう場合がある［20.2節(3)④］．医療事故防止を考える場合には，前者の意味で用いる．

　12章で述べたように，確認，照合の失敗による取り違い防止が目的である．確認，照合の手段・方法としての目，耳による情報収集と判断には，間違いが起き得る．特に，多忙，緊急，割り込み作業があった場合に，不具合の確率が高くなる．

　ダブルチェック，トリプルチェックをしても，同じ方法ではリスクの軽減は期待できない．別の方法による機械化，自動化が有効である．

　確認，照合に関する不具合は，バーコードリーダーの導入が有効である．2次元バーコード（QRコード）は情報量が多く，応用範囲が広い．

　練馬総合病院では，バーコードを使用した輸血システムの3点認証の仕組みを独自に開発し利用していたが，基幹システム更新を契機に，薬剤にはバーコード（RSSコード）を使用した3点認証を利用している．

（2）　業務改善に至る経緯

　以前の当院の入院注射業務は，医師オーダ入力→薬剤師処方監査→注射箋・注射ラベル出力→注射カートへ注射薬・注射箋・注射ラベル取りそろえ→病棟へ搬送→看護師による注射箋と注射薬照合確認→注射薬ミキシング→ベッドサイドでの患者照合確認→注射実施→実施入力の流れであり，以下のような問題点があった．

　　① 薬剤科での取りそろえは前日夕方であり，当日実施まで時間差がある．
　　② 急性期病院であり，患者状態変化による当日のオーダ変更が多く，最新処方に対応しなければならない．
　　③ 追加オーダ分の注射薬を薬剤科から病棟に上げる前に，至急指示など病棟在庫から注射薬を取り出すこともある．
　　④ ベッドサイドでの患者照合確認の手順はあるが，手順が抜けても投与でき，手順を抜かしたことを記録できない．
　　⑤ 実施時，看護師は注射箋へ実施サインをして，後からカルテに実施入力するため二度手間となる．

　当時は，注射薬を患者に投与するまでに人を変えて複数回の確認（ダブルチェック）工程があるにもかかわらず，中止薬剤投与，類似薬剤名や規格違いの薬剤投与，患者を間違えて投与するインシデント等が発生していた．

　インシデント報告に記載される対策は，"必ず確認手順を遵守する"であったが，マニュアルを整備して安全講習会で説明しても同様のインシデントを繰り返していた．

　そこで電子カルテ更新時に，注射薬業務を効率化し，安全性を確保し，ヒューマンエラーを起こさないように，携帯端末での認証システムを導入した．

　以下のように，薬剤認証（図18.10，図18.11）と患者認証（図18.12，図18.13）の2点

に絞って病棟業務を改善した．

　ⅰ）　薬剤認証：注射薬を正確に準備する

　①　改善前，薬剤科から薬剤とともに準備する注射箋が注射指示書（1週間分入力でき，指示変更のたびに印刷）と同一であるか，注射箋が最新の指示であるかは注射指示書番号の枝番照合が必要であった（注射指示書番号の枝番が変更回数を表していた）が，新規システムでは注射実施記録バーコードを読み取った時点で自動的に最新処方を判断できる仕組みとした．これにより，処方後に中止指示が出た薬剤の誤投与を防止できるようにした．

　②　目視で注射箋と薬剤の薬剤名が同一かを判断していたところを，注射実施記録の薬剤名バーコードと薬剤に直接付いているバーコード（RSSコード，GSI-Databar）を読み取り，同一性を"○"と"×"で表示することでヒューマンエラーを排除した．

　ⅱ）　患者認証：ベッドサイドで確実に患者を照合確認する

　③　改善前の手順は，ベッドサイドで患者本人に名乗ってもらう氏名—注射箋患者名—注射ラベル患者名の3点認証，または目視によるベッド名札の患者名—注射箋患者名—注射ラベル患者名の3点認証であったが，輸液更新時や臨時注射のときなどに注射箋を持たない，患者に名乗ってもらうことを省略するなど照合手順を抜かすことがあった．新規システムでは患者のリストバンドと注射実施記録と注射ラベルのバーコードをスキャンして，同一性を"○"と"×"で表示することでヒューマンエラーを排除した．

　④　改善前は，事後に注射箋の実施サイン欄を見ながら電子カルテ画面に注射実施入力したが，改善後は患者ベッドサイドで注射ラベルのバーコードをスキャンした時点でその処方の実施入力を記録し，看護師実施入力業務を効率化した．

（3）　業務フロー改善後の効果

　携帯端末には，実施者，実施指示番号，実施時間，エラーメッセージなど詳細な情報がログとして残している．これらの情報から，携帯端末による照合確認実施率（＝業務手順遵守率），患者認証不一致率なども病院全体だけでなく，病棟ごと，個人ごとに分析できるようにした．ただし，病室により携帯端末の受信状態が悪い場合もあり，携帯端末による照合確認実施率にはある程度の誤差が発生する．注射薬業務はその誤りが患者に大きな影響を及ぼす危険性があり，手順遵守率などを明確に管理したことで，医療安全の観点から大きく前進した．

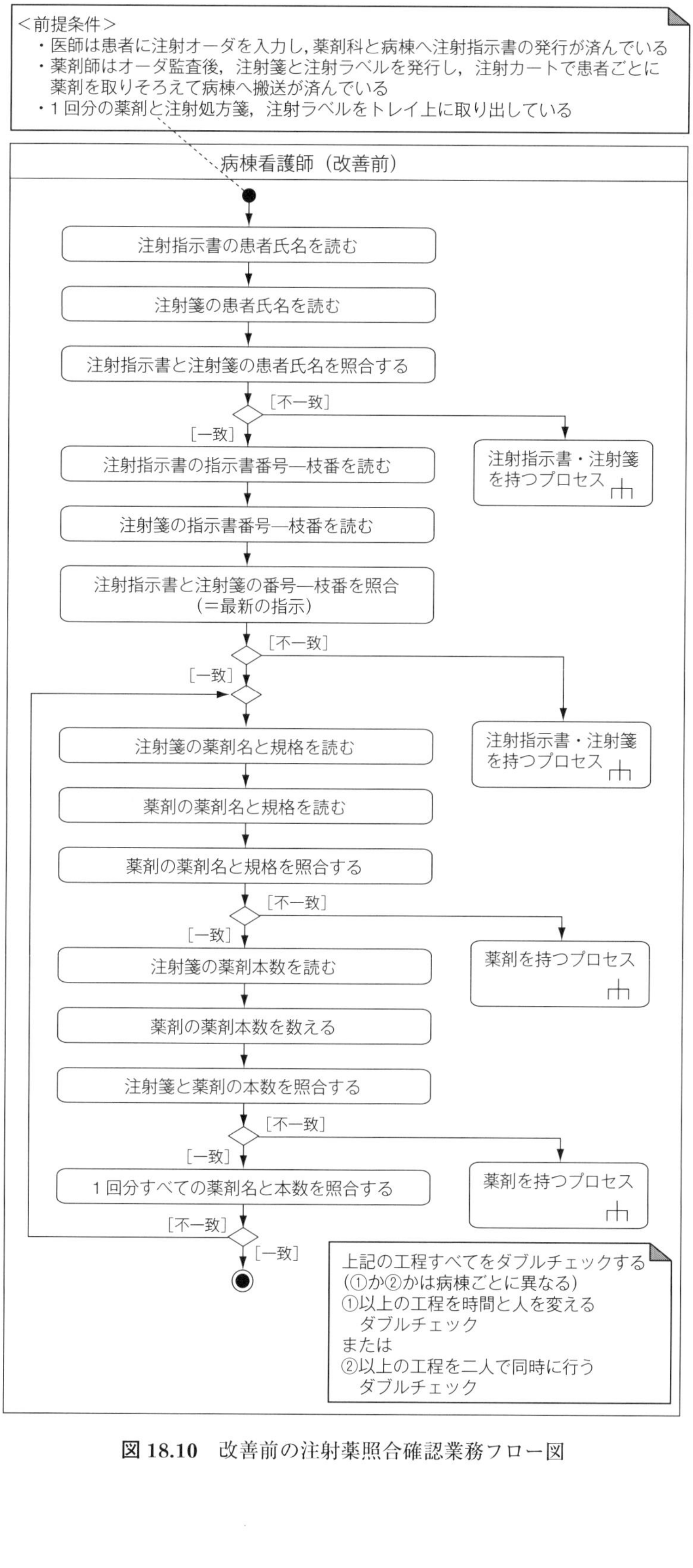

<前提条件>
・医師は患者に注射オーダを入力し，薬剤科と病棟へ注射指示書の発行が済んでいる
・薬剤師はオーダ監査後，注射箋と注射ラベルを発行し，注射カートで患者ごとに薬剤を取りそろえて病棟へ搬送が済んでいる
・1回分の薬剤と注射処方箋，注射ラベルをトレイ上に取り出している

病棟看護師（改善前）

注射指示書の患者氏名を読む

注射箋の患者氏名を読む

注射指示書と注射箋の患者氏名を照合する

[不一致] → 注射指示書・注射箋を持つプロセス

[一致]

注射指示書の指示書番号―枝番を読む

注射箋の指示書番号―枝番を読む

注射指示書と注射箋の番号―枝番を照合（＝最新の指示）

[不一致] → 注射指示書・注射箋を持つプロセス

[一致]

注射箋の薬剤名と規格を読む

薬剤の薬剤名と規格を読む

薬剤の薬剤名と規格を照合する

[不一致] → 薬剤を持つプロセス

[一致]

注射箋の薬剤本数を読む

薬剤の薬剤本数を数える

注射箋と薬剤の本数を照合する

[不一致] → 薬剤を持つプロセス

[一致]

1回分すべての薬剤名と本数を照合する

[不一致] / [一致]

上記の工程すべてをダブルチェックする
（①か②かは病棟ごとに異なる）
①以上の工程を時間と人を変える
　ダブルチェック
または
②以上の工程を二人で同時に行う
　ダブルチェック

図 18.10　改善前の注射薬照合確認業務フロー図

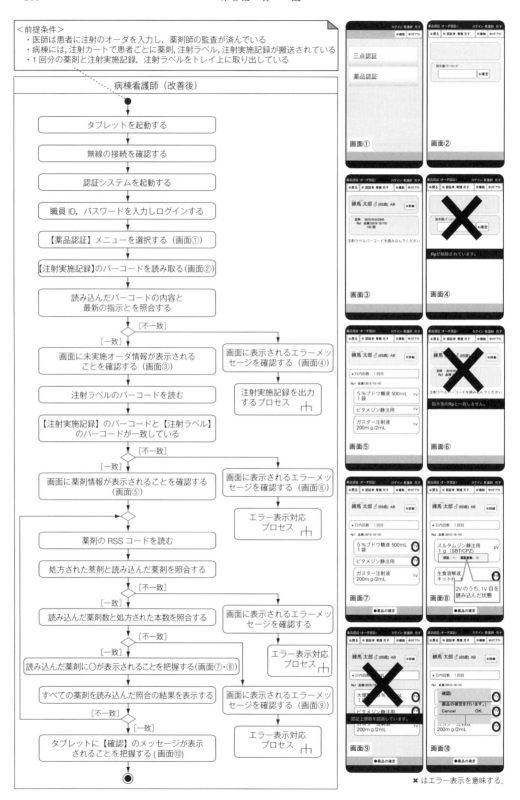

図 18.11　改善後の注射薬照合確認業務フロー図

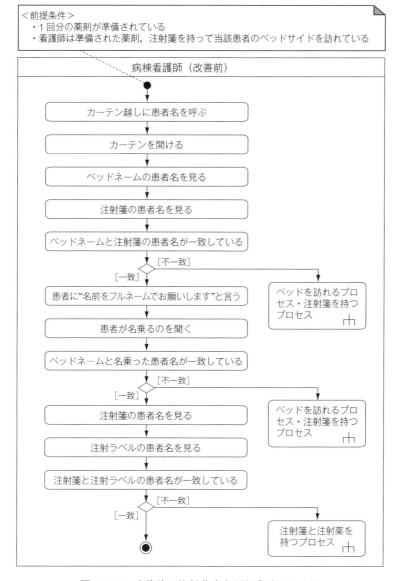

<前提条件>
・1回分の薬剤が準備されている
・看護師は準備された薬剤，注射箋を持って当該患者のベッドサイドを訪れている

病棟看護師（改善前）

カーテン越しに患者名を呼ぶ

カーテンを開ける

ベッドネームの患者名を見る

注射箋の患者名を見る

ベッドネームと注射箋の患者名が一致している

［一致］　　［不一致］

患者に"名前をフルネームでお願いします"と言う

ベッドを訪れるプロセス・注射箋を持つプロセス

患者が名乗るのを聞く

ベッドネームと名乗った患者名が一致している

［一致］　　［不一致］

注射箋の患者名を見る

ベッドを訪れるプロセス・注射箋を持つプロセス

注射ラベルの患者名を見る

注射箋と注射ラベルの患者名が一致している

［一致］　　［不一致］

注射箋と注射薬を持つプロセス

図 18.12　改善前の注射薬患者認証業務フロー図

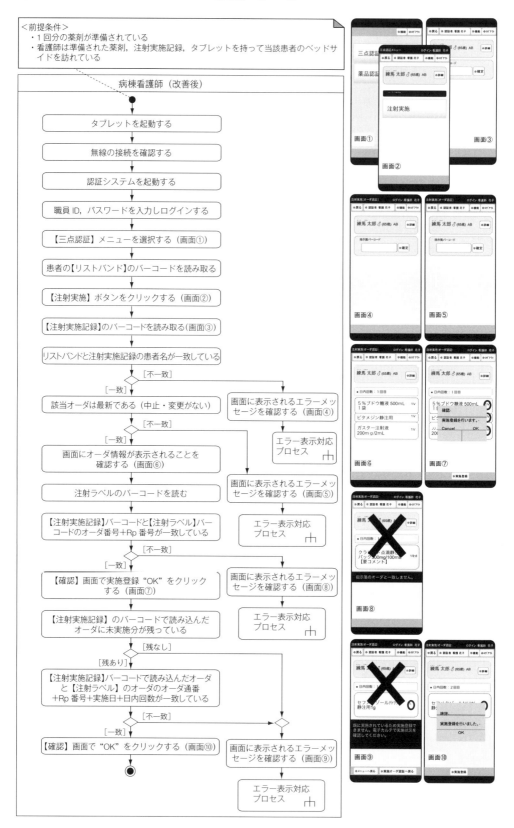

図18.13　改善後の注射薬患者認証業務フロー図

19. 演習問題Ⅲ　研修会参加病院の業務フロー図

　薬剤業務フロー図作成研修会参加病院が事前課題として作成した業務フロー図を提示する．業務フロー図作成経験のない病院がほとんどであり，研修前に，テキストと課題を送り，作成していただいたアクティビティ図である．不備が多いが，演習問題として適当な4事例を選択した．

　病院の規模，種別，情報システム導入状況により，業務の特徴がある．各病院の背景は異なるが，薬剤業務という点では共通である．

19.1　設　　問

(1)　各事例の問題点を指摘せよ．
(2)　その問題点を修正した業務フロー図を記載せよ．

事例 1　内服薬剤業務・注射薬剤業務

内服薬フロー

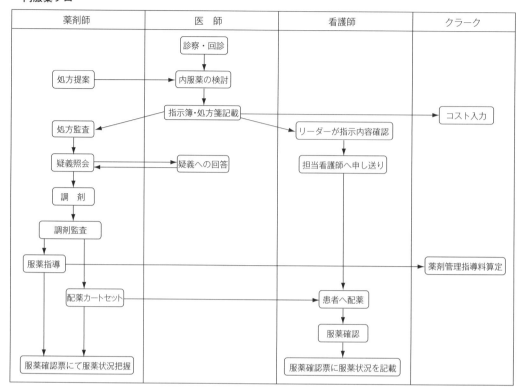

注射薬フロー

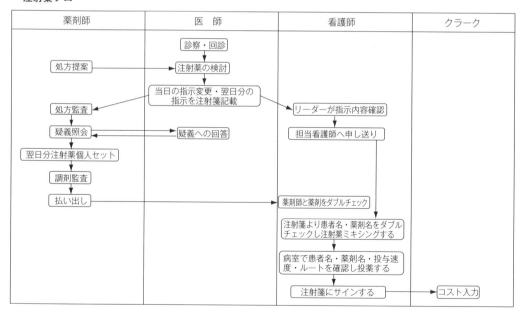

図 19.1　事例 1　内服薬剤業務・注射薬剤業務フロー図

事例 2　内服薬剤（入院）業務

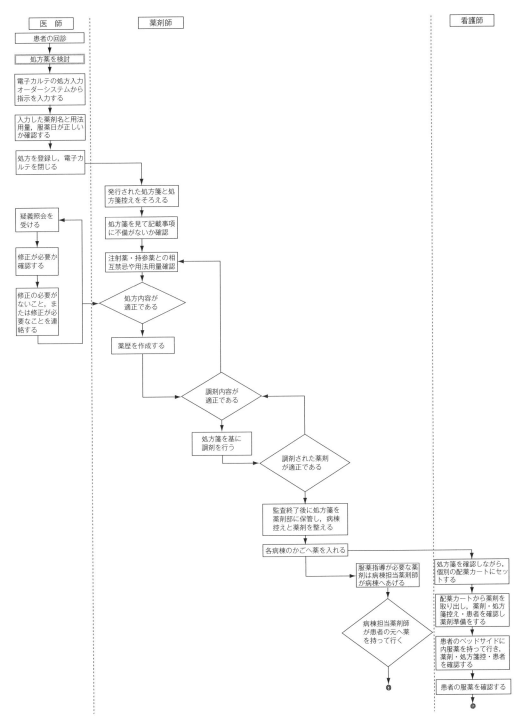

図 19.2　事例 2　内服薬剤（入院）業務フロー図

事例 3　内服薬剤（入院）業務

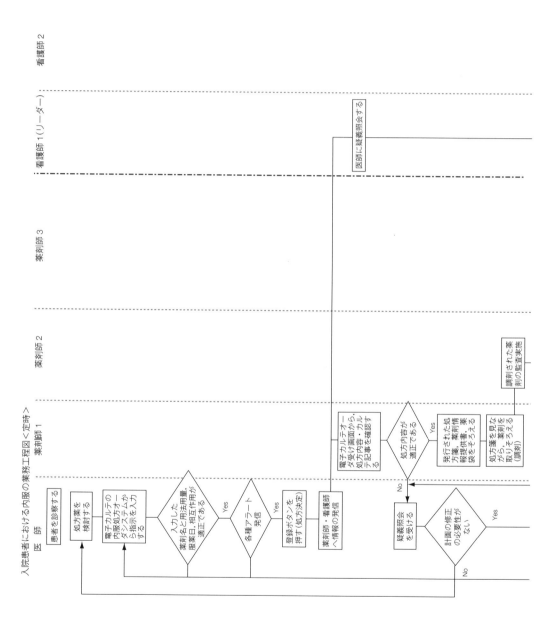

入院患者における内服の業務工程図＜定時＞

医師／薬剤師 1／薬剤師 2／薬剤師 3／看護師 1（リーダー）／看護師 2

- 患者を診察する
- 処方薬を検討する
- 電子カルテの内服処方オーダシステムから指示を入力する
- 入力した薬剤名と用法用量，服薬日，相互作用が適正である → Yes
- 各種アラート発信 → Yes
- 登録ボタンを押す（処方決定）
- 薬剤師・看護師へ情報の発信
- 電子カルテオーダ受付画面から，処方内容・カルテ記事を確認する
- 処方内容が適正である → Yes
- 発行された処方箋，薬剤情報提供書，薬袋をそろえる
- 処方箋を見ながら，薬剤を取りそろえる（調剤）
- 調剤された薬剤の監査実施
- No → 疑義照会を受ける
- 計画の修正の必要性がない → Yes / No
- 医師に疑義照会する

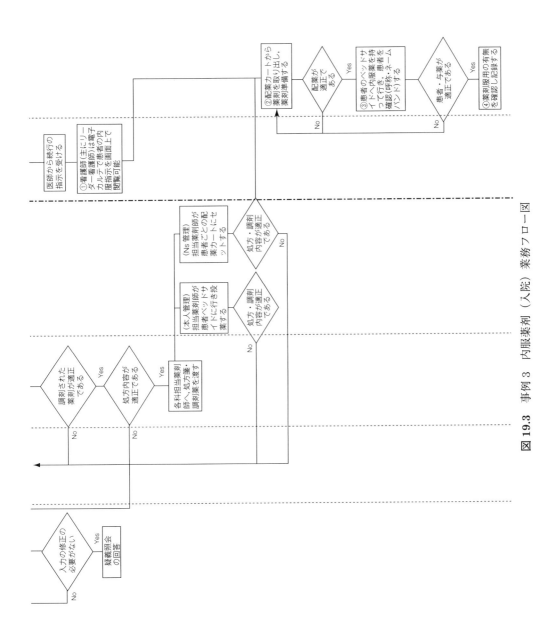

図 19.3　事例 3　内服薬剤（入院）業務フロー図

事例 4 内服薬剤（入院）業務

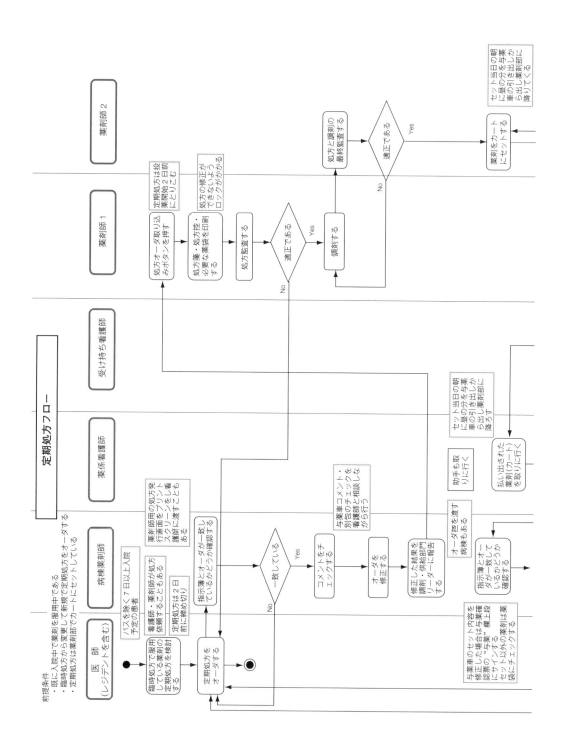

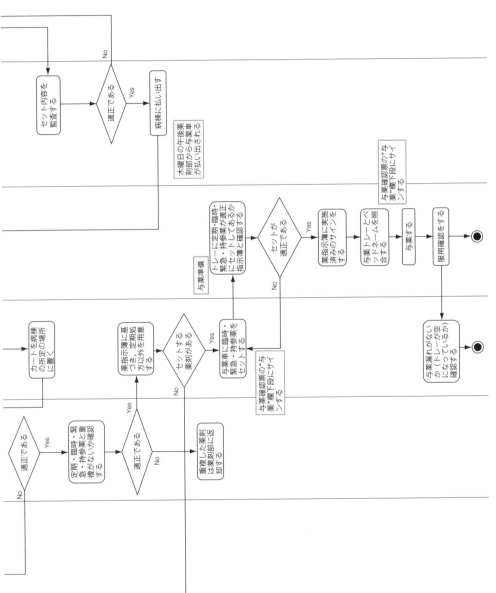

図 19.4　事例 4　内服薬剤（入院）業務フロー図

19.2 解 答

（1） 業務フロー図の問題点

薬剤業務フロー図作成研修会参加病院の業務フロー図の主な問題点を指摘し，その一部を修正したものであり，すべてではない．これを参考に，各自検討されたい．

事例1 内服薬剤業務・注射薬剤業務フロー図の問題点（図 19.1）

・全体

業務フロー図として記載しているが，粒度が粗く，プロセス概要図に近い．したがって，アクション（単位行為）ではなく，アクティビティ（行為のかたまり）になっている．

・ポリシーの記載

ポリシーの記載がない．入院薬剤業務か，外来薬剤業務か記載がない．内容からは入院薬剤業務であろう．

・開始ノード，終了ノードの記載

開始ノードと終了ノードを記載していない．

・業務の流れを追えない．

内服薬剤業務と注射薬剤業務ともに，薬剤師の"処方提案"は，何を受けて始まるか記載がなく，作業を開始できない．

注射薬剤業務の看護師のスイムレーンに，"薬剤師と薬剤をダブルチェック"がある．薬剤師のレーンにはアクションの記載がなく，薬剤師は作業できない．アクティビティ図として記載するには，同時にするのであれば，同期バーを用いる．また，このプロセスから線が出ていないので，ここで処理が止まる．

・スイムレーンの記載

スイムレーンを用いているが，内服薬剤業務と注射薬剤業務ともに，看護師のレーンでは，二つの役割（ロール）があるので，役割に応じてレーンを区分する．

・アクティビティの記載

注射薬剤業務の看護師の"注射箋より患者名・薬剤名をダブルチェックし注射薬ミキシングする"，"病室で患者名・薬剤名・投与速度・ルートを確認し投薬する"は，二つ以上の作業を記載しているので，それぞれ作業ごとに分けて記載する．

事例2 内服薬剤（入院）業務フロー図の問題点（図 19.2）

・ポリシーの記載

ポリシーを記載していない．

・開始ノード

開始ノードを記載していない．

・スイムレーンの記載

薬剤師のスイムレーンは一つである．"病棟担当薬剤師"の記載もあるので，それぞれ役割（ロール）ごとにレーンを明確にするべきである．

・アクティビティ

アクティビティ・アクションは行為（作業）であるので，体言止めせず，"○○する"

と他動詞にする.

　医師の“入力した薬剤名と用法用量, 服薬日が正しいか確認する”と, “修正が必要か確認する”と, 薬剤師の“処方箋を見て記載事項に不備がないか確認”と, “注射薬・持参薬との相互禁忌や用法用量確認”の下に, それぞれ, 分岐記号◇と分岐条件の記載が必要である. このままでは, 確認した後の処理ができず, 業務が停止する.

　医師の“修正の必要がないこと, または修正が必要なことを連絡する”から, “疑義照会を受ける”と, 判断分岐“処方内容が適正である”に 2 本線が出ている. しかも, いずれの線も論理的につながらない.

　医師の“修正の必要がないこと, または修正が必要なことを連絡する”は, “修正の必要性を判断する”と修正し, 下に分岐記号◇と分岐条件の必要・不要を記載する.

　薬剤師の“各病棟のかごへ薬を入れる”から, 薬剤師と看護師の作業に 2 本線が出ている. 同期した並行作業であれば, 同期バーを用いる必要がある.

　薬剤師の“服薬指導が必要な薬剤は病棟担当薬剤師が病棟へあげる”は, 判断分岐が入っているので, 分岐記号◇を使う.

・分岐

　分岐条件を記載していない. どの条件でどちらに分岐するか不明である.

　アクティビティの記載の項で指摘したように, 分岐を用いるべきにもかかわらず, アクティビティで記載している部分が多い.

　分岐に複数の線が入り, 1 本出ている. 合流（◇）の場合に複数の線が入る記法がある. しかし, 本事例の分岐記号◇の中の記載内容は“処方内容が適切である”であり, 判断であるので, 判断は一つずつしなければならない.

　（病棟担当）薬剤師の分岐判断の内容が“病棟担当薬剤師が患者の元へ薬を持って行く”であるが, 分岐条件の記載がないので意味不明である.

事例 3　内服薬剤（入院）業務フロー図の問題点（図 19.3）

・ポリシーの記載

　ポリシーを記載していない.

・スイムレーンの記載

　スイムレーンに職種を記載しているが, 薬剤師 1, 薬剤師 2, 薬剤師 3, 看護師 2 は具体的に役割（ロール）を記載するべきである.

・開始ノードの記載

　開始ノードを記載していない.

・アクティビティの記載

　医師の“疑義照会の回答”から連結線を出していない. 処理が続くのであれば, 連結線で処理を続ける. 処理を終わらせるのであれば終了ノードを追記する.

　薬剤師 3 の“(本人管理)担当薬剤師が患者ベッドサイドに行き投薬する”と“(Ns 管理)担当薬剤師が患者ごとの配薬カートにセットする”の二つは看護師管理, 本人管理という条件で場合分けした結果の記載である. 分岐記号◇を用いて, 記載するべきである.

　看護師 1（リーダー）の“医師に疑義照会する”から医師に連結線をつながず, また, 医師から“医師から続行の指示を受ける”に連結線でつなげていない. 看護師 1（リーダ

ー）のアクション "医師に疑義照会する" から，直接，看護師1（リーダー）のアクション "医師から続行の指示を受ける" につなげている．医師と看護師1の両方のロールに同じアクションを記載する必要はないが，医師の行為を記載し，少なくとも連結線でつながないと視認できない．

・連結線の記載

連結線に矢印がないものが多い．

医師のアクション "患者を診察する" から連結線を出していない．

・分岐の記載

分岐条件の記載が一部漏れている． "Yes" はあるが， "No" が漏れるところがある．

医師の分岐判断の内容 "入力した薬剤名と用法用量，服薬日，相互作用が適正である" の分岐条件 "Yes" の下の分岐判断の内容が "各種アラート発信" はおかしい．適正であればアラート信号は発信しないからこの判断分岐は不要である．したがって，分岐判断の内容 "各種アラート発信" を記載する必要があれば，この判断分岐に入る前の分岐条件は "No" でなければならない．

医師の分岐判断の内容 "計画の修正の必要性がない" は "処方内容の変更の必要がない" が適切な表現である．医師と薬剤師の判断が食い違う場合である．

その下の，医師の分岐判断の内容 "入力の修正の必要がない" は不要であり，そのまま，医師のアクション "疑義照会に回答する" につなげる．

薬剤師3の分岐 "処方・調剤内容が適正である" から，分岐条件 "No" は出ているが， "Yes" の記載はなく， "Yes" の場合は処理が止まる．

事例4　内服薬剤（入院）業務フロー図の問題点（図19.4）

・ポリシーの記載

ポリシーを記載しており，問題はない．

・スイムレーンの記載

スイムレーンを記載し，ロールの役割を記載しているが，薬剤師1，薬剤師2という記載がある．他のロールと同様に，役割を記載すべきである．薬剤師1は監査・調剤係薬剤師，薬剤師2は調剤監査・セット係薬剤師であろう．

・ノートの記載

ノートは詳細に記載しており，問題はない．

・開始ノードの記載

開始ノードを記載している．

・アクションの記載

アクションをよく記載している．

しかし，医師のアクション "定期処方をオーダする" に上からの線の他に，4本の線を入れており，間違いではないが，複雑で分かりにくい．戻ってくる線は，処方オーダに間違いあるいは疑義がある場合であり，アクション "定期処方をオーダする" に戻るのではなく，アクション "定期処方を修正指示する" を追加する方法もある．

また，医師のアクション "定期処方をオーダする" から，病棟薬剤師のアクションと終了ノードに線を出している．受け持ち看護師の "服用確認をする" から薬担当看護師の

"与薬漏れがないか（トレーが空になっているか）確認する"と終了ノードに線を出している．両者ともに，終了ノードがあるが，いつまでも処理を終了できない．

一つのアクションから，線を複数出さない．同期バーを用いる．

・終了ノードの記載

終了ノードを記載している．

ただし，前述のように，医師の"定期処方をオーダする"の下の終了ノードは，処理が終わらないので，削除すべきである．

受け持ち看護師の"服用確認をする"の下の終了ノードは，処理が終わらないので，削除すべきである．

（2）　指摘事項を修正した業務フロー図（図 19.5 〜図 19.8）

指摘事項を修正した業務フロー図の一部を提示する．いわゆる模範解答例ではない．これを参考に，各自検討されたい．

事例 1　内服薬剤業務・注射薬剤業務（修正後）

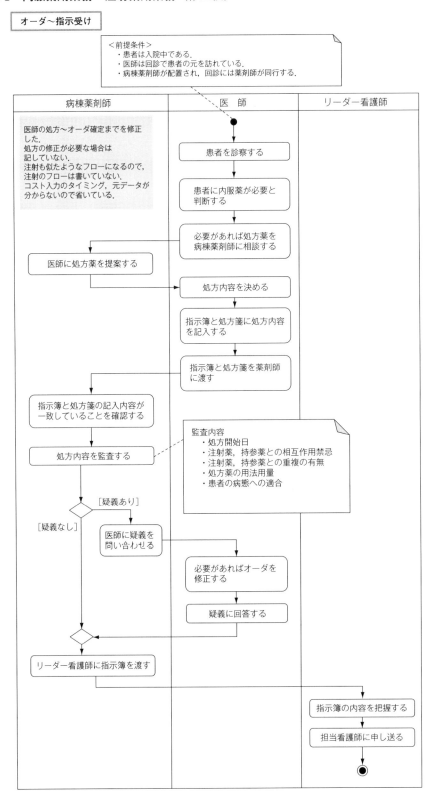

図 19.5　事例 1 の指摘事項を修正した業務フロー図

事例 2　内服薬剤（入院）業務（修正後）

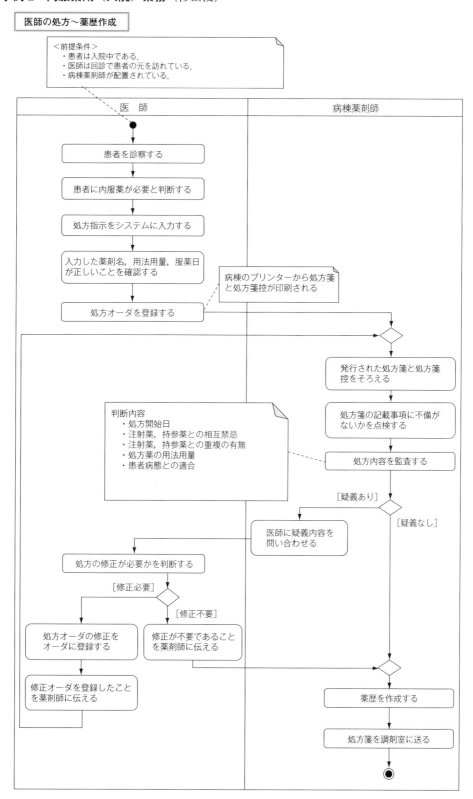

図 19.6　事例 2 の指摘事項を修正した業務フロー図

事例 3　内服薬剤（入院）業務（修正後）

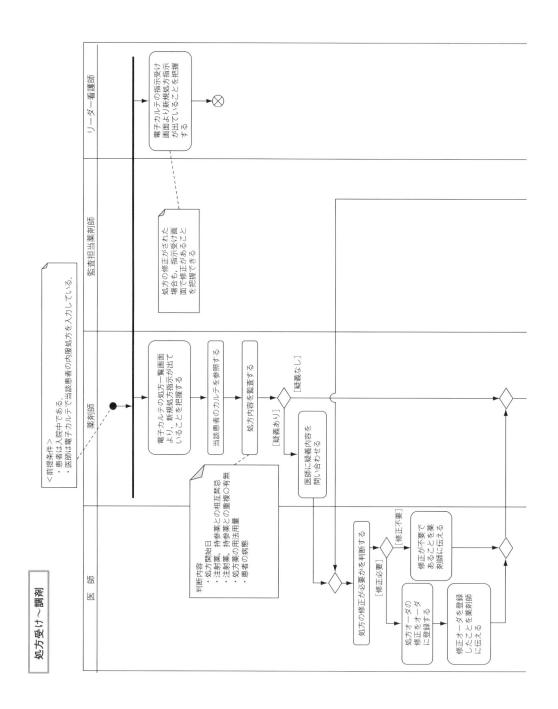

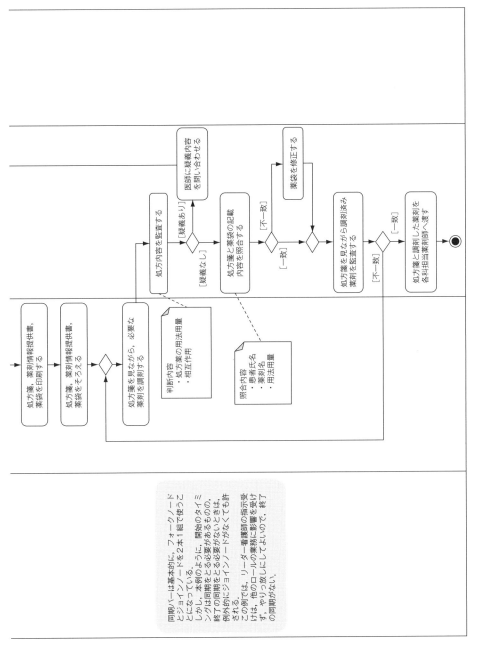

図 19.7　事例 3 の指摘事項を修正した業務フロー図

事例 4　内服薬剤（入院）業務（修正後）

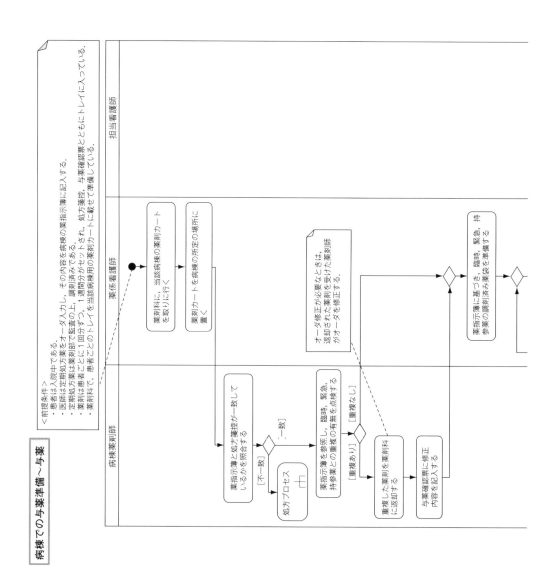

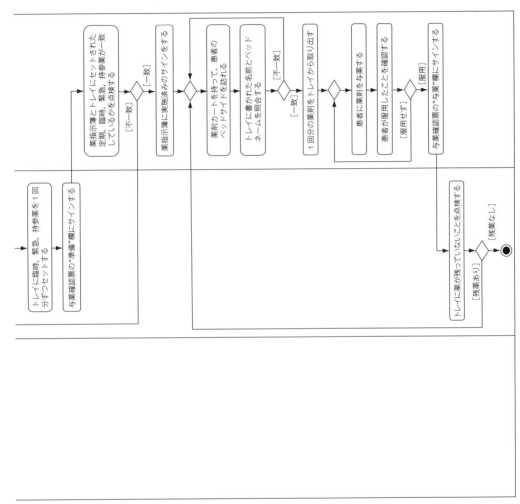

図 19.8　事例 4 の指摘事項を修正した業務フロー図

20. 業務フロー図の作成と修正

　2病院における業務フロー図作成と修正の事例を提示する.

20.1　練馬総合病院における業務フロー図作成：医師の注射オーダ業務

（1）　業務フロー概要図

　薬剤業務は，内服薬，持参薬，病棟注射薬，抗がん剤注射薬，血液製剤，麻薬等，業務ごとに業務フロー図を作成していた（図20.1）.

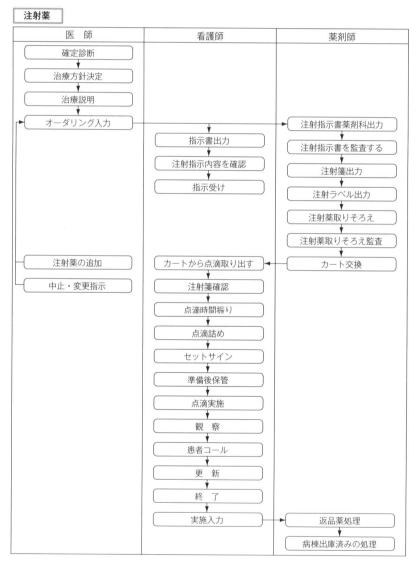

図 20.1　講習受講前に作成した注射薬業務フロー図

業務全体を一覧して把握する業務フロー概要図である．職場内の手順書として作成した業務フロー図もあったが，記法を熟知せずに作成していたため，単に職種を分けて業務を並べて線でつないだものであった（図 20.2）．

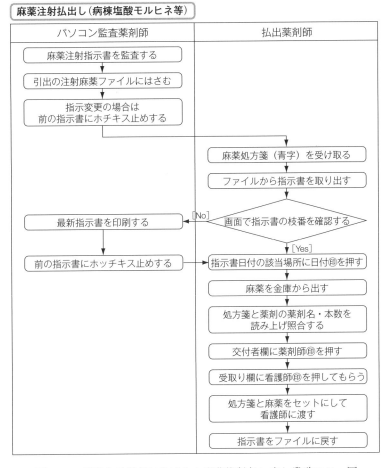

麻薬注射払出し（病棟塩酸モルヒネ等）

パソコン監査薬剤師	払出薬剤師
麻薬注射指示書を監査する	
引出の注射麻薬ファイルにはさむ	
指示変更の場合は前の指示書にホチキス止めする	
	麻薬処方箋（青字）を受け取る
	ファイルから指示書を取り出す
	画面で指示書の枝番を確認する
最新指示書を印刷する ← [No]	
前の指示書にホッチキス止めする	[Yes] 指示書日付の該当場所に日付㊞を押す
	麻薬を金庫から出す
	処方箋と薬剤の薬剤名・本数を読み上げ照合する
	交付者欄に薬剤師㊞を押す
	受取り欄に看護師㊞を押してもらう
	処方箋と麻薬をセットにして看護師に渡す
	指示書をファイルに戻す

図 20.2　講習会受講前に作成した麻薬注射払い出し業務フロー図

（2）　業務フロー図作成講習会

講習会受講前に同一職種でもロール（役割）ごとにスイムレーンを分けた詳細な手順の段階まで業務を細分化して作成した．

日常業務では，医師の業務手順の見える化は困難であった．講習会を契機に，医師が参加して業務フロー図を作成したことは有意義であった．作成した業務フロー図を基に対象業務を拡大できた．医師が作成した業務フロー図とその改訂について解説する．

①　事前の業務フロー図

"入院患者に注射オーダを出す"通常の場面を作成した（図 20.3）．

②　事前の業務フロー図の指摘事項

事前の業務フロー図の指摘事項は以下のとおりである．

　ⅰ）　スイムレーンがない．

　ⅱ）　"開始ノード"がない．業務は"開始ノード●"から開始する．

iii）　医師の確認内容は数多くあるため，アクションとして盛り込むと複雑になる．細かい確認内容は“ノート”でコメントを活用する．

iv）　縦と横にアクションを並べて記載しているが，アクションは時系列に並べる．

ｖ）　一つのアクションから複数の矢印を出し，複数のアクションにつなげている．複数発生する場合は，判断が必要になる．

ⅵ）　アクションを斜めの矢印でつなげているが，矢印は縦か横につなげる．

ⅶ）　複数の矢印が必要なときは，分岐記号◇や同期バーを活用する．

ⅷ）　矢印の途中で分岐させているが，判断条件がない場合には時系列に並べる．

ⅸ）　矢印の途中で分岐させているが，判断条件がある場合には分岐記号◇から分岐させる．

ｘ）　抗生剤の必要性の判断なら，分岐記号◇を使う．

ⅹⅰ）　アレルギー有無の判断なら，分岐記号◇を使う．

ⅹⅱ）　分岐記号◇の判断条件記載内容が「抗生剤の入力を確認する」では，表現が不明確である．

ⅹⅲ）　フラッシュ用生食の必要性の判断なら，分岐記号◇を使う．

ⅹⅳ）　異常時指示入力の必要性の判断なら，分岐記号◇を使う．

ⅹⅴ）　医師オーダ登録後，他の職種へ指示が伝わる流れを表現する→同期バーを活用する．

ⅹⅵ）　業務の終了は，“終了ノード●”を使用する．

③　業務フロー図修正後

上記の指摘事項を踏まえて図20.3を修正した業務フロー図を図20.4に示す．

判断条件の分岐記号◇が連続することが明らかになった（図20.4）．“Yes”でそのまま業務が進むだけでなく，“No”で前の業務に戻る場合や，先の業務まで進む場合，別の業務が入る場合などは分岐後の“No”の矢印の先に工夫が必要である．

また，“ノート”のコメントを活用したが，一つずつアクションに入れて業務を細分化したほうがよい場合もある．

今回は，注射薬剤を特定せずに一般的な輸液と抗生剤を想定したが，薬剤の種類によっては別の工程になるため，この工程を基本形としていくつか亜型を作成するとよい．

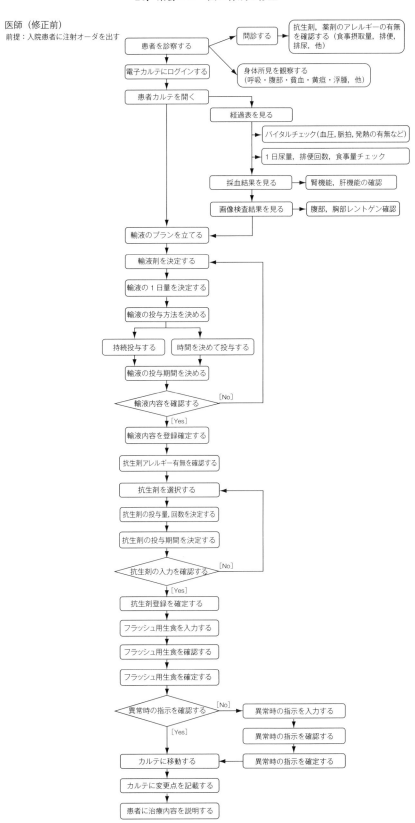

図 20.3　修正前の注射薬業務フロー図

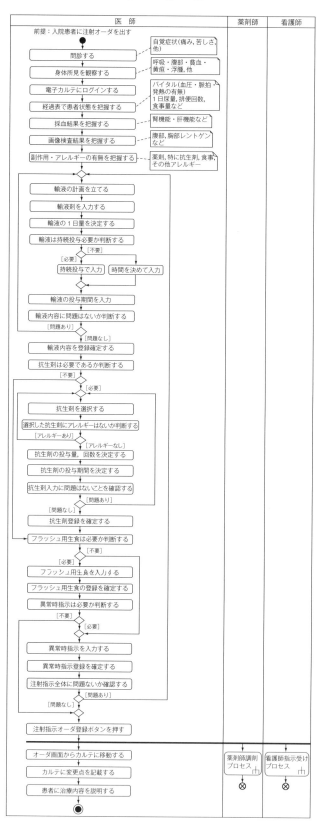

図20.4　修正後の注射薬業務フロー図

20.2　ひたちなか総合病院における注射薬業務フロー図の講習会前後の比較

　講習会当時およびその後も，アクティビティとアクションの明確な区別をせず，アクティビティとしていた．したがって，本節ではそのままの用語とした．

（1）　職種横断的な業務フロー図作成の契機

　当院の病棟薬剤業務には，定時と臨時の病棟注射薬与薬業務，定時と臨時の病棟内服薬与薬業務，病棟持参薬与薬業務，病棟抗がん剤レジメン与薬業務の6業務がある．業務フロー図講習会前後に作成した定時の病棟注射薬投与業務フロー図を比較して，どのように業務フロー図を改善可能か提示する．

　講習会前の問題点は，以下の2点であった．

　　①　薬剤師と看護師が各々の視点で作った業務フロー図を継ぎ合わせても整合は取れず，粒度も粗かった．業務フロー図自体も部門内の手順にとどまり，多職種で業務フローを見直しや改訂もしなかった．

　　②　QC工程表の形式で簡単な業務の流れに沿って5W1Hを示し，クリティカルな部分には管理指標を置くという業務フロー図であった．そのため，前提条件を明示せず，各職種の役割も不明確，判断要素，アクティビティ（単位業務），引き継ぎや業務・ヒト・モノ・情報の流れも詳細に検討していなかった．

　業務フロー図作成講習会出席を契機に，与薬業務を薬剤師，看護師，（医師），情報システム部門で見直した．部署単位の手順，業務フロー図を統合し，作業・役割分担を明確にし，業務フロー図の記法に基づいて，粒度の細かい業務フロー図を作成した．薬局と看護部合同作成の初業務フロー図であったが，薬剤師主導で作成したために，薬剤師の業務は詳細である反面，医師や看護師の業務との粒度に差が生じた．

　講習会における指摘箇所の検討で，詳細化した業務フロー図が必要であることが明らかになった．リスクのあるプロセスは大まかではなく詳細に見える化しないと安全対策に結び付かない．以下，具体的に講習会受講前後の定時病棟注射薬の与薬業務フロー図の改訂過程と業務フロー図作成上の問題点を解説する．

（2）　講習会受講前の業務フロー図

①　作成背景

　メンバー構成は病棟主任看護師2名と薬剤師主任1名であり，時に情報システム担当者に助言を求めた．当初，薬剤師主導で，薬局から病棟に払い出された後の病棟看護師の業務フローを2名の主任看護師から聞き取り後，業務フロー図を完成した．全病棟で活用可能にするため，聞き取り時には，非公式ルールと例外的な流れは除き，職種間の共通認識の基に，一般的な医師の注射薬処方設計から看護師による注射薬投与までの一連の全体の流れを作業者が分かるように全工程の粒度をやや粗く概念図的に作成した．

　その結果，できあがった業務フロー図に業務が抜けていた（例えばダブルチェックや3点認証のプロセスなど）．特に3点認証は電子カルテで行うというアクティビティで終了していた．

　参考文書は，5W1Hに沿った項目に基づき薬務・看護部両部門で作成していた病棟定時注

射薬投与の業務フロー図（QC 工程表）と各々の業務手順書（ISO 9001 の 3 次文書）であった．

②　作成時の問題点

ⅰ）　アクティビティの分岐と同期

　医師の指示入力と同時に，薬剤師と看護師に発信するので，同期バーを活用して薬剤師と看護師双方の業務遂行を見える化する必要があった．しかし，分岐を用いた業務フロー図を作成していた（図 20.5）．薬剤師，看護師と順次一方向にオーダが流れるという分岐は実態と合っ

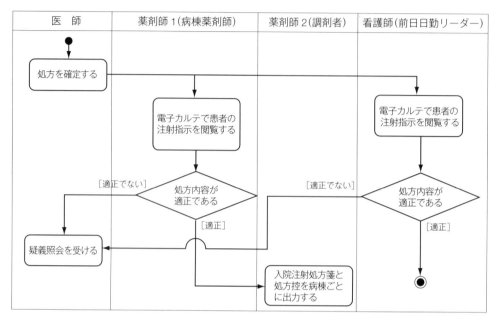

図 20.5　分岐ではなく同期バーを使うべき例–1

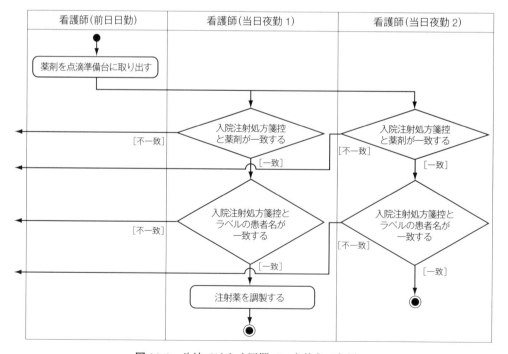

図 20.6　分岐ではなく同期バーを使うべき例–2

ていなかった.

　2名の看護師が同時に入院注射処方箋控と注射薬の内容一致を照合するダブルチェックの業務フロー図でも，同期バーを活用して2名の看護師に業務を移行すべきだが，分岐を使用していた（図20.6）.

　医師の指示出しから投与までの間，あるプロセスで，指示や注射薬が正しいことを確認し，それらに不一致があると，同期バーを越えて業務の流れが遡るなど，同期バーの定義に反するフローが想定されたので，講習会前の業務フロー図では同期バーを使用することを断念した.

　アクティビティを単位業務に分解・記述しなければ，業務の詳細な流れを確定できない．二つ以上の作業を一緒に記載したアクティビティでは，業務内容と業務の方向が複数存在し，想定されるルートが複数・複雑で，根本原因分析でも，複数のどちらのアクティビティに問題があったか明らかにできない.

ii）　時間軸の表現

　当院の注射指示は午前0時切り替えであり，定時注射薬は前日には病棟に搬送され，午前0時からの投与であれば夜勤看護師が，12時からの投与であれば日勤看護師が投与する．当初，定時注射薬のオーダから調剤，さらに投与まで時間軸に沿って記述しようとしたが，この前日オーダ，当日投与という時間軸がうまく記述できなかった.

　そこで，スイムレーンを看護師は前日日勤リーダー，前日日勤，当日夜勤1，当日夜勤2，当日日勤1，当日日勤2の六つのロールに分け，業務フロー図上で時間軸を表現した．病院ごとに注射指示の切り替え時間が異なり，同一日で，当日分と翌日分という具合に投与注射薬の定義が変わることがあるので注意を要する.

iii）　業務フローが逆行した場合

　業務フロー図作成過程では，プロセスが順調に進行する流れは日常業務そのものであり，円滑に記述できた．しかし，注射薬の照合時（注射薬処方箋控と注射薬の内容の一致性を見る）に不一致が生じた場合，実際の流れと異なるアクティビティに戻る箇所があった．通常の流れのどの部分に戻るのか，看護師が分かっても薬剤師は分からない，または逆もあるので，業務フロー図の修正には時間を要した．業務フロー図を多職種で一緒に作成する作業が必要である.

iv）　帳票などの詳細な記載

　病棟注射薬業務では処方箋，処方箋控，注射ラベルなどの帳票類は必須であるが，アクティビティの流れに沿って，いつ出現して，どのように動き，どのようになくなるかなどの記載が不十分であった．絶えず，ヒト，モノ，情報の流れを見ることが重要である.

　業務フロー図は本来ヒトの業務の流れであり，これらの帳票はコメントや前提条件で記入しておけばよいと当初は気付かず，事前の業務フロー図では帳票類がどのように流れるのか，不明であった．注射ラベルなどの帳票や取りそろえ箱などのモノも各施設で書式，フロー，形体が異なるので，写真などの添付も含めて，詳細・明確な記載，コメント，前提条件が必要である.

v）　作成した業務フロー図の院内展開

　定時病棟注射薬業務フロー図の作成時，病棟ごとで業務が統一されていない部分があるため，病棟間で統一した詳細フローを作成することが困難であった．今回は，ある病棟に焦点を当てて詳細に記述した．作成後は，他病棟の注射薬業務フローと比較し，非公式ルールを排除する予定であった．しかし，病棟ごとに注射薬業務量やその内容が異なり，難しい場合もあ

る．差異のあるところだけ取り出して詳細に検討し，サブプロセスとして別途業務フロー図を作成することも一つの解決法である．

（3）　業務フロー図の改訂

　全日病から送られた業務フロー図講習会の各参加病院の比較用簡易業務フロー図から，当院の定時病棟注射薬業務フロー図の看護師業務フローは他院と比較してアクティビティ数が少なく，粒度を細かくしたほうがよいと考えた．主に看護師のアクティビティの粒度を細かくし，業務フロー図に追加・修正し，作業者レベルの詳細検討に耐え得る業務レベルに合わせた．

　追加・修正として，以下を実施した．

　　①　不足している判断などのアクションの追加
　　②　コメント必要箇所でのコメントと帳票の流れの追加
　　③　コメント内容不足箇所での内容の追記
　　④　3点認証の詳細記載

　改善後の業務フロー図に基づき，修正箇所，修正内容を述べる．

①　不足している判断などのアクションの追加

　当初は，"入力した薬剤名と用法用量，相互作用等が適正である"の判断後，"Yes"であれば，"各種アラート発信・処方制限なし"に行き，その後，"Yes"であれば"処方を確定する"に行き，"No"であれば自動的に"処方制限解除"依頼の流れに行く記載であった．"オーダに対する各種アラート発信がないことを確認する"の判断を追加し，"Yes"であれば"処方を確定する"に，"No"であれば"処方制限解除の相談をする"とした．また，"オーダに対する各種アラート発信がないことを確認する"の判断は医師（ヒト）の業務ではないので，"電子カルテシステムによるエラーチェック"のコメントを入れた（図20.7，図20.8）．

　"全自動注射薬払出機を病棟ごとに作動させる"の後，"全自動注射薬払出機から準備されない注射剤を準備する"を記載したが，実際には全自動注射薬払出機で準備する薬剤と準備しない薬剤があるため，そこに判断が介在する．そのため，改善後の業務フロー図では，"全自動注射薬払出機で準備する薬剤であるか確認する"との判断を追加し，準備しない薬剤がある場合には，"全自動注射薬払出機から準備しない注射剤を準備する"を追加した（図20.9，図20.10）．

　また，監査者が"入院注射処方箋に調剤監査印を押す"の後，"薬局内に入院注射処方箋を保管する"であったが，"薬局内に入院注射処方箋を保管する"前には"個人カセットから入院注射処方箋を取り出す"があるためそれを追加した（図略）．

　入院注射処方箋控が業務フロー図では最終的にどこに行くか記載していなかったため，投与準備段階のプロセスに，"入院注射処方箋控をファイルする"と"前日の入院注射処方箋控は病棟クラークに渡す．病棟クラークが日付ごとにまとめて一定期間保管する"というコメントを追加した．なお，"輸液の投与時間や速度をラベルに記載する"では，何を基に行うのか不明であり，"注射箋控を基に輸液の投与時間や速度をラベルに記載する"と修正した（図20.11，図20.12）．

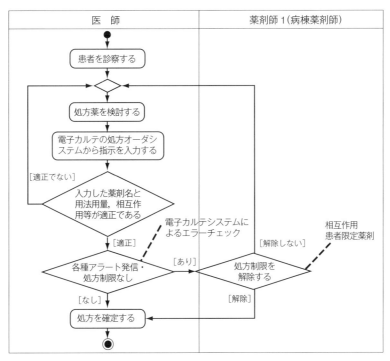

図 20.7 処方指示から処方確定までの業務フロー図（修正前）

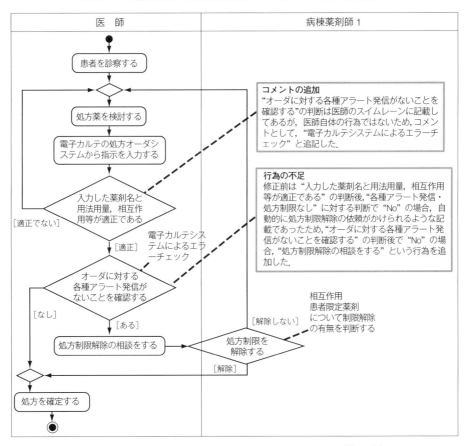

図 20.8 処方指示から処方確定までの業務フロー図（修正後）

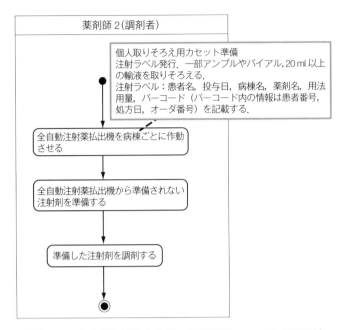

図 20.9　全自動注射薬払出機の運用業務フロー図（修正前）

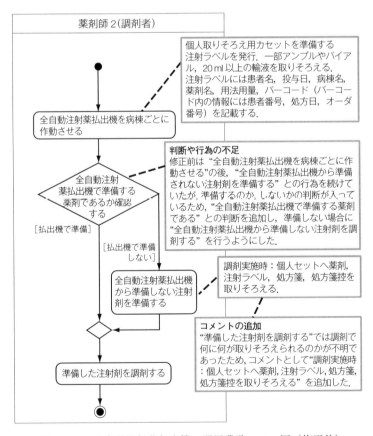

図 20.10　全自動注射薬払出機の運用業務フロー図（修正後）

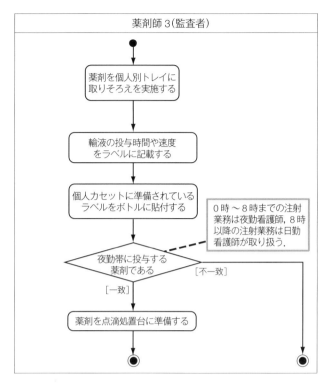

図 20.11　入院注射処方箋控のファイル（修正前）

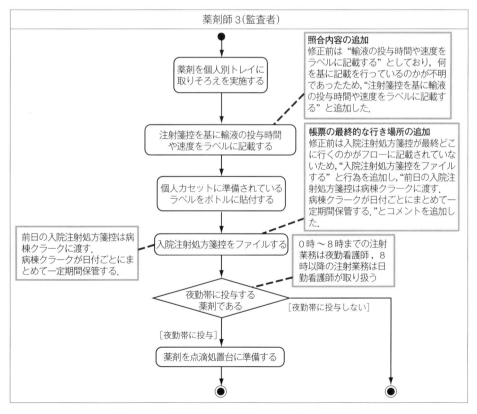

図 20.12　入院注射処方箋控のファイル（修正後）

②　コメントと帳票の流れの追加

　全体的に，業務フロー図に数回記載している "処方内容が適正である" という判断アクティビティは何を基に何を確認するか不明であり，"患者名，薬剤名，各薬剤の添付文章等を基に用法用量，相互作用等を確認する" のコメントを追記した．また，"準備した注射剤を調剤する" のアクティビティでは，調剤で何を取りそろえるか不明であり，"調剤実施時には個人セットへ薬剤，注射ラベル，処方箋，処方箋控を取りそろえる" のコメントを追加した．

　個別には，事前の全自動注射薬払出機の運用業務フロー図では，"全自動注射薬払出機を病棟ごとに作動させる" のコメントに，"個人取りそろえ用カセット準備．注射ラベル発行．一部アンプルやバイアル 20 ml 以上の輸液を取りそろえる" と，発行物や全自動注射薬払出機の作動条件などを詳細に記載していたが，注射ラベルにどのような情報が表記されているか不明であったため，"個人取りそろえ用カセットを準備する．注射ラベルを発行．一部アンプルやバイアル，20 ml 以上の輸液を取りそろえる．注射ラベルには患者名，投与日，病棟名，薬剤名，用法用量，バーコード（バーコード内の情報には患者番号，処方日，オーダ番号）を記載する" と注射ラベル情報を詳細に記載した（図20.9，図20.10）．コメント記載を詳細にしなければその後のアクティビティ，フローが不明確になるからである．

　その他，業務フロー図を見やすくするため，"病棟に搬送用注射カートを払い出す" では，搬送用注射カートがどのような状態か分かりにくいため，アクティビティを "病棟に搬送用注射カートで個人カセットを払い出す" と詳細化し，個人セットに何を入れるか分かりにくいので，追加コメント "個人セットへは薬剤，注射ラベル，処方箋控が入っている" を作成した（図略）．

③　コメント内容の追記

　当初は，"入院注射処方箋控と薬剤が一致する" が "No" であった場合，薬剤師の注射調剤に業務フローを戻していた．しかし，実際には薬剤師ではなく，病棟看護師に新たなアクティビティが発生するため，改善後は，"指示を受けた薬剤が病棟定数薬である" を判断するアクティビティを追加した．その判断が "Yes" であれば定数薬を使用して，"薬剤を個人別トレイに取りそろえる"，"No" であれば，"薬品請求伝票を記載する"，"薬局に薬品請求伝票を持参し薬剤請求を行う" のアクティビティを追加した．関連して，薬剤師のスイムレーンに払い出し薬剤師を追加して，"薬品請求伝票に記載された薬剤を取りそろえる"，"請求された薬剤を看護師へ渡す" のアクティビティを追加した（図20.13，図20.14）．

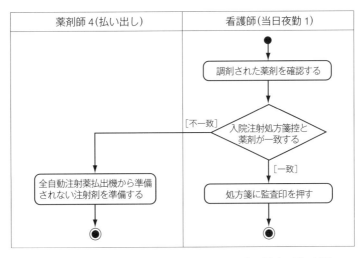

図 20.13　入院注射処方箋控と薬剤が不一致の場合（修正前）

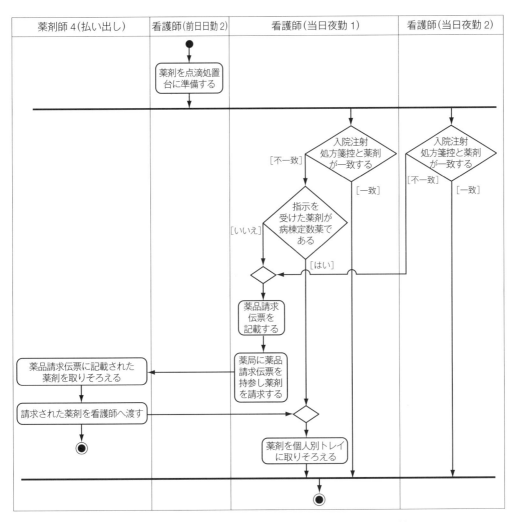

図 20.14　入院注射処方箋控と薬剤が不一致の場合（修正後）

④　**3 点認証の詳細記載**（図 20.15）

"患者・薬剤・看護師の 3 点認証を電子カルテで行う" としていたが，患者のリストバンドを読むと電子カルテに連動して最新の処方指示を参照することになり，注射薬のバーコードラベル，実施する看護師のバーコードの 3 点を照合するため，"患者・薬剤・オーダが一致していることをリストバンド・注射薬ラベル・実施する看護師のバーコードで照合する" の後に，"照合の結果が一致する" という判断を追加した．

しかし，"患者・薬剤・オーダが一致していることをリストバンド・ラベル・実施する看護師のバーコードで照合する" とした場合，"照合の結果が一致する" は何を照合し，何を一致とするか不明である．その詳細が明確でなければ，一致しないというアラートが出ても，業務フロー図の戻り先が不明確である．3 点認証を詳細に記載する必要がある．

当院の 3 点認証行為とは，患者のリストバンド，注射薬に貼付した注射薬ラベルのバーコードとともに，看護師のネーム（バーコード）を読み込むことであるが，看護師のバーコードを読み込むことは実施者の特定に結び付くのみで，与薬行為の安全性に直接影響しない．当院では与薬行為には電子カルテ上のリスクマネジメント画面を開くことと，その画面を看護師が開いた後に患者のリストバンドを読み込むことを要求している．注射薬オーダが存在しなければ，リストバンド認証後に実施項目画面が展開しないので，"No" であれば画面上の患者と実際の患者が異なる可能性が高く，患者を再確認する．患者が実施予定患者で間違いなければ注射オーダが中止されていることを意味するので，与薬を中止する．"Yes" で実施項目画面が展開すれば，画面，患者ともに正しく与薬オーダも存在することを意味するので，注射薬のバーコードを読み込む．このとき初めて電子カルテ上で，患者名と注射薬バーコードの注射名と電子カルテ上の最新の注射薬オーダの一致を確認できる．このように 3 点認証の業務フロー図を詳細に作成することで，3 点認証の脆弱性と判断行為で "No" が出たときの行き先が明らかになる．

（4）　業務フロー図修正における課題

① **重要箇所に対する粒度向上の必要性**

どこまで粒度を細かくするかが問題である．全体を詳細に記載すると，一連の流れが分かりにくくなる．一方，インシデントが起こりやすい部分や実際のアクティビティの意味を明確に意識していないなどのリスクの高い箇所は，粒度の細かい業務フロー図を作成しないと，リスクを回避できないし，根本原因分析（RCA）にも活用できない．その意味では，修正後の業務フロー図は実務レベルの明確な業務フロー図になった．実務者レベルで目的意識を持って重要なプロセスの詳細業務フロー図を作成することが重要である．

② **業務フロー図の活用**

インシデントがどのプロセス，アクティビティで生じるか，当院の薬剤関連の業務フロー図を基にインシデント頻発箇所を検討した．2014 年度インシデントのうち注射関連は 194 件で，看護部 189 件，薬局 3 件，医局 2 件と部署別に大きな差が見られた．

インシデント内容別に見ると，看護部以外では，医師の処方指示で薬剤単位を誤入力していた事例（ノボヘパリン 10 000 単位と 10 000 V の入力ミス），化学療法承認忘れ，薬剤師の調剤・取りそろえ・監査間違い［類似薬品（ルリコンクリームとルリコン軟膏）（ソリタ T 1・ソリタ T 3）の取りそろえ間違い，思い込みによる判断間違い等］が数件発生していた．看護

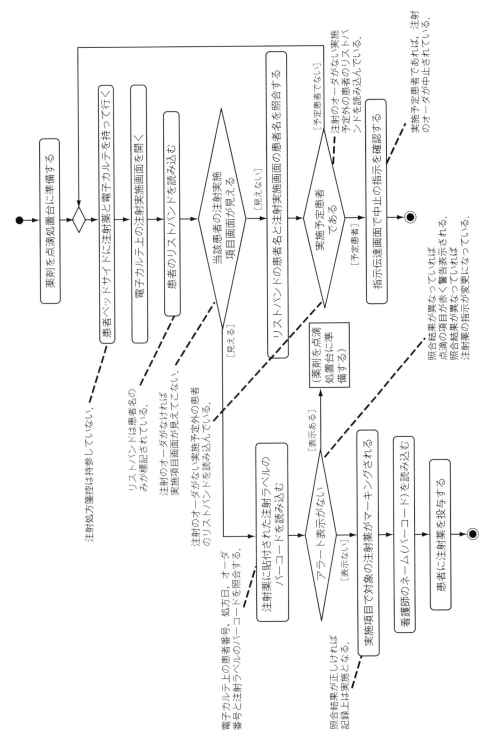

図 20.15 当日夜勤看護師の 3 点認証業務フロー図（修正後）

部では，ミキシング・投与順番間違い・投与方法間違い（薬剤と処方箋照合の後工程で行うミキシング実施時のメインボトルへのインスリン混合調整忘れ，点滴ボトルの隔壁開通忘れ，2ポート未接続）などが集中して発生していた．

　今後は，今回の詳細な業務フロー図を活用して，重大なインシデント，アクシデントの根本原因を究明し，再発防止策を検討するとともに，業務フロー図にその再発防止策を落とし込み・周知する作業が必要である．

21. 病院管理における業務フロー図

21.1 管理とは

　管理（マネジメント）では，資源（人・物・金・時間・情報）が有限であることを前提に，限られた資源を用いて最大の効果を得るための，

　　① 仕組み作り
　　② その仕組みが機能しているかの管理指標の設定
　　③ 管理指標に基づいたデータ収集と仕組みが機能していることの確認
　　④ 不具合が生じた場合の対応

を行う．

　実際には，病院経営者などトップマネジメントが病院の進むべき方向（どのような医療を地域において担うか）を定め，経営資源の配分を決定し，仕組み作り，管理指標を設定し，ミドルマネジメントが管理指標を用いた日々の業務の確認と不具合に対する早期対応，対応困難な場合にはトップマネジメントに報告する．

21.2 組織・業務の見える化

　業務フロー図を作成することにより，組織およびこれを構成する各担当者が行うことを期待される業務の見える化が可能となる．

21.3 業務フロー図により期待される効果

① 業務の標準化

　業務フロー図に基づいて，効率的に，理解しやすい手順書の作成が可能である．これは院内の業務の標準化に寄与する．しかし，現在，病院で用いる手順書は，必ずしも論理的に明快ではなく，"……の場合は"，"必要に応じて"などの記載が多く分かりにくいことが多い．ときに，論理的に矛盾する記述も見受けられる．

② 安全の確保

　業務フロー図を基に，FMEAなどの手法を用いて，当該業務の脆弱な部分を明らかにできる．医療事故・ヒヤリハットの分析（RCA：根本原因分析）を実施する際に，正しい業務フ

ロー図を理解することにより，できごと流れ図のどこになぜなぜ分析を実施すべきかを明らかにし，かつ，その後の分析を効率的に進めることが可能となる．また，他施設の事故事例等を，自院の業務フローを用いて検討することにより，類似事例が自院で生じるリスクを評価し，業務フローの改善により，未然に防ぐことが可能となる．

③　チーム医療の円滑な推進

多職種から構成される医療チームのそれぞれが担当する業務を明確にできる．

④　効率・資源最適の確保

業務の見える化により，必要な業務であるにもかかわらず，担当が決まっていない，不必要な業務，同一業務の重複などを明らかにできる．

⑤　その他

業務を標準化・見える化することにより，新人の教育研修，業務改善，電子化に際しての手順見直しなどを円滑に行える．

21.4　ま　と　め

業務フロー図は，組織運営に際して，基本的かつ重要な手法であるにもかかわらず，多くの病院では未だ活用していない．いったん導入したならば，大きな効果が院内の多数の部門・分野で期待できるので，今後積極的に導入する必要がある．

おわりに

　日本品質管理学会の医療経営の総合的「質」研究会が，医療界にも QC 七つ道具のようなものが必要と考え，会員各位と検討してできたものが 2012 年出版『医療の TQM 七つ道具』であった．その七つの中で最初の道具として構築したものが業務フロー図である．当初から業務フローとそれを一定の作法に則り見える化した業務フロー図の重要性を理解していたので，七つ道具の筆頭に上げた．

　業務フロー図，特性要因図，RCA，FMEA の講習会を全日本病院協会の医療の質向上委員会で開催する回数が増えるに従い，業務フロー図に関わる課題も多々見えてきた．まさに，“業務フロー図に始まり業務フロー図に終わる”である．

　そこで，医療の TQM 七つ道具にある RCA，FMEA に次ぐ第三弾として 2016 年 1 月に出版したのが本書であり，第四弾として特性要因図を出版した．その理由は，体系的にまとめた教科書がないと，上述の講習会などの進捗が難しく，その成果の積み重ねも継続できないからである．この約 5 年間，本教科書を活用して各種講習会を開催する中で，業務フローモデルの記法である UML の改訂（UML 2.0, 2.5）があり，その都度修正を加えて講習会に当たった．そこで，質改善の原点に業務フローがあり，業務フロー図を作成・普及・改訂することの重要性を講習会のたびに実感し，改訂の必要性を考えていた．また，近年，実際の講習会の場で教科書と整合をとることが難しい状況が生まれていたのも事実である．

　したがって，今回改訂版を出版できたことは大変うれしく思っている．特に，コロナ禍での改訂であり，改めてその英断を下された日本規格協会に感謝申し上げる次第である．改訂の具体的内容は“はじめに”と内容を見ていただければよいが，この間の講習会などで得た知見をすべて網羅するように努めた．皆様に活用いただければ幸いである．なお，医療の TQM 七つ道具の中で，考えているが未だ教科書を作成できていないものに『まあ，いいか（不遵守）防止ツール』がある．コロナ禍の中で関係者一同，環境も変化し多忙であるが，今後可能ならば成書化して世に問いたいと考えている．

　最後に，本改訂版は，編著者の飯田修平氏を筆頭に，練馬総合病院の金内幸子，小谷野圭子氏とともに，医療の質向上委員会の関係者一同の御尽力の賜物であり，感謝申し上げる．

　2021 年 2 月

全日本病院協会 医療の質向上委員会 委員長

永 井 庸 次

参 考 文 献

●質

1) 飯田修平(2002)：質管理原論，保健医療科学，Vol.51, No.4, pp.245–250
2) 飯田修平，飯塚悦功，棟近雅彦監修(2005)：医療の質用語事典，日本規格協会
3) 飯田修平・西村昭男編著(2005)：原点から考え直す医療―医療の質・医療経営の質を考える，品質月間テキスト，No.339，品質月間委員会
4) 飯田修平・永井庸次(2009)：第Ⅳ部 28 章 医療分野の品質保証，新版品質保証ガイドブック（日本品質管理学会編），pp.1123–1150，日科技連出版社
5) 飯田修平編著(2019)：医療安全管理テキスト［第 4 版］，日本規格協会
6) 飯田修平編著(2017)：病院早わかり読本（第 5 版 増補版），医学書院

●総合的質経営（TQM）

7) TQM 委員会編著(1998)：TQM 21 世紀の総合「質」経営，日科技連出版社
8) 飯田修平(2000)：特集 TQM 活動の魅力を探る―練馬総合病院における TQM の考え方と実践―経営戦略としての医療の質向上活動（Medical Quality Improvement：MQI），品質管理，Vol.51, No.5, pp.35–42
9) 飯田修平(2002)：医療から学ぶ総合的質経営―医療の質向上活動（MQI）の実践，品質管理月刊テキスト，No.312，品質月間委員会
10) 飯田修平(2002)：総合的質経営としての医療の質向上活動変革の時代の経営手法，病院経営新事情，Vol.6, No.5, pp.12–15
11) 飯田修平(2003)：医療における総合的質経営―練馬総合病院組織革新への挑戦，日科技連出版社
12) 飯田修平，田村誠，丸木一成編著(2005)：医療の質向上への革新―先進 6 病院の事例研究から―，日科技連出版社
13) 飯田修平(2004)：医療関係者が目指すべき病院―総合的質経営を目指して―，東京女子医科大学雑誌，Vol.74, No.4, pp.1–5
14) 飯田修平：練馬総合病院における医療の質向上活動（MQI）の実践とその成果 総合的質経営における小集団活動の意義，QC サークル，No.533, pp.20–21
15) 飯田修平(2008)：変動の時代における質を重視した医療経営の実践，新医療，Vol.35, No.1, pp.43–45
16) 飯田修平(2010)：医療機関における品質技術者の育成，品質，Vol.40, No.4, pp.52–60
17) 飯田修平(2012)：医療の TQM ハンドブック 運用・推進編 質重視の病院経営の実践，日本規格協会
18) 飯田修平(2016)：病院経営を改善する方法―総合的質経営（TQM）の展開―，日本外科学会誌，Vol.117, No.3, pp.213–218
19) 飯田修平(2017)：特集 2035 年に生き残る病院組織論 病院組織概論，病院，Vol.76, No.3, pp.194–199
20) 飯田修平(2019)：特集 病院の生産性を向上させる人材育成戦略 病院の生産性を踏まえて人材育成とは，病院，Vol.78, No.10, pp.722–728
21) 飯田修平，柳川達生編著(2020)：医療の質向上＆指導監査・第三者機能評価のための【電子カルテ版】診療記録監査の手引き，医学通信社

●質管理・信頼性手法

22) 塩見弘(1996)：人間信頼性工学入門，日科技連出版社
23) QC サークル本部編(1996)：QC サークルの基本，日科技連出版社
24) 飯田修平(2009)：医療の TQM 七つ道具（医療 QC 七つ道具）の提案，病院経営，Vol.19, No.407, p.42

25) 永井庸次(2009)：医療の TQM 七つ道具の提案　業務フロー図，病院経営，Vol.19, No.409, p.42

26) 真壁肇編(2010)：新版　信頼性工学入門，日本規格協会

27) 飯田修平・永井庸次編(2012)：医療の TQM 七つ道具，日本規格協会

28) 飯田修平・柳川達生(2011)：シリーズ医療安全確保の考え方と手法1　RCA の基礎知識と活用事例［第2版］，日本規格協会

29) 飯田修平編著(2013)：医療信頼性工学，日本規格協会

30) 飯田修平・柳川達生・金内幸子(2014)：シリーズ医療安全確保の考え方と手法2　FMEA の基礎知識と活用事例［第3版］，日本規格協会

31) Kellett P., Gottwald M.(2015)：Double-checking high-risk medications in acute settings：a safer process. *Nurs Manag (Harrow)*, Vol.21, No.9, pp.16–22

32) 飯田修平編著(2015)：院内医療事故調査の指針　第2版，メディカ出版

33) 飯田修平編著(2017)：院内医療事故調査の考え方と進め方，じほう

34) 飯田修平，成松亮編著(2017)：業務フローモデルを用いた手術室業務の質保証―腹腔鏡下胆嚢摘出術の安全確保―，篠原出版新社

35) 飯田修平，成松夷編著(2017)：業務フローモデルを用いた薬剤業務の質保証―入院注射業務の比較・検討―，篠原出版新社

36) 飯田修平，成松亮編著(2018)：業務フローモデルを用いた手術室業務の質保証2―腹腔鏡下胆嚢摘出術・幽門測冒切除術・緊急帝王切開術を例として―，篠原出版新社

37) 飯田修平，成松亮編著(2018)：業務フローモデルを用いた薬剤業務の質保証2―入院注射業務の比較・検討（第2報）―，篠原出版新社

38) 飯田修平編著(2018)：シリーズ医療安全確保の考え方と手法4　特性要因図作成の基礎知識と活用事例［演習問題付き］，日本規格協会

39) 飯田修平編著(2018)：医療安全管理体制相互評価の考え方と実際規模別・機能別に適用できる標準的相互評価点検表，メディカ出版

40) 飯田修平，柳川達生編著(2020)：医療の質向上 & 指導監査・第三者機能評価のための電子カルテ版診療記録監査の手引き，医学通信社

●情報システムと業務フロー・業務革新

41) 飯田修平(2000)：情報技術と医療の質向上　病院管理実践の視点から：医療と社会，Vol.10, No.4, pp.51–65

42) 飯田修平・成松亮編著(2005)：電子カルテと業務革新―医療情報システム構築における業務フローモデルの活用，篠原出版新社

43) 飯田修平(2007)：病院の IT 化は真に経営に貢献しているか―情報化の意義と業務革新―，新医療，Vol.34, No.2, pp.45–47

44) 飯田修平・永井肇・長谷川友紀編著(2007)：病院情報システム導入の手引き，じほう

45) 飯田修平・長谷川友紀監訳(2014)：医療 IT と安全（Health IT and Patient Safety：IOM Report 2011），日本評論社

46) 飯田修平(2017)：病院情報システムの開発・導入・更新の問題点と対策―病院経営者の立場から―，新医療，Vol.44, No.7, pp.51–55

47) 全日本病院協会　医療の質向上委員会　医療 IT の今後検討プロジェクト(2019)：医療 IT の今後に関する提言〜特に相互運用性に関して〜，全日病ニュース，No.948

48) 飯田修平，永井庸次，長谷川英重(2019)：鼎談「医療 IT の今後に関する提言」をめぐって，全日病ニュース，No.949

●報告書

49) 飯田修平：厚生労働科学研究費　研究補助金　研究事業　医療技術評価総合研究事業「電子カルテ導入における標準的な業務フローモデルに関する研究」主任研究者，平成 15–16 年度

50)　飯田修平：厚生労働科学研究費　研究補助金　医療安全・医療技術総合評価研究事業「医療情報システムを基盤とした業務フローモデルによる医療の質と安全性の評価に関する研究」主任研究者，平成 17–18 年度

51)　飯田修平：厚生労働科学研究費　研究補助金　研究事業　医療技術評価総合研究事業「医療 IT 化による医療の安全性と質の改善の評価に関する研究」分担研究者，平成 17–18 年度

52)　飯田修平：厚生労働科学研究費　研究補助金　研究事業　医療技術評価総合研究事業「医療事故発生後の医療機関の対応と紛争解決に関する研究」分担研究者，平成 17 年度

53)　飯田修平：厚生労働科学研究費　研究補助金　研究事業　医療技術評価総合研究事業「手術室における多職種間の連携を担保する業務プロセスの再構築によるリスク軽減と評価方法の確立と質保証に基づく安全確保に関する研究」研究代表者，平成 21–22 年度

54)　飯田修平：厚生労働科学研究費　研究補助金　研究事業　医療技術評価総合研究事業「業務フロー図に基づく医療の質向上と安全確保を目指した多職種協働チームの構築と研修教材・プログラム開発に関する研究」研究代表者，平成 25–26 年度

■業務フロー図作成指導者・協力者一覧

練馬総合病院業務フロー図作成指導者

飯田　修平　公益財団法人東京都医療保健協会　練馬総合病院 理事長
　　　　　　　　　　　　　　　　　　　　　医療の質向上研究所 所長

小谷野圭子　公益財団法人東京都医療保健協会　質保証室 室長
　　　　　　　　　　　　　　　　　　　　　医療の質向上研究所 研究員

金内　幸子　公益財団法人東京都医療保健協会　質・安全管理室 室長

小林　裕子　公益財団法人東京都医療保健協会　質保証室
　　　　　　　　　　　　　　　　　　　　　医療の質向上研究所 庶務担当主任

業務フロー図作成講習会　指導者・協力者

飯田　修平　公益財団法人東京都医療保健協会　練馬総合病院 理事長
　　　　　　　　　　　　　　　　　　　　　医療の質向上研究所 所長

永井　庸次　株式会社日立製作所ひたちなか総合病院 名誉院長

小谷野圭子　公益財団法人東京都医療保健協会　質保証室 室長
　　　　　　　　　　　　　　　　　　　　　医療の質向上研究所 研究員

金内　幸子　公益財団法人東京都医療保健協会　質・安全管理室 室長

長谷川友紀　東邦大学医学部社会医学講座 教授

藤田　茂　東邦大学医学部社会医学講座 講師

森山　洋　社会医療法人恵和会 おびひろ中央病院 事務長

成松　亮　Lio's Planning 医業経営コンサルタント

索　引

A–Z

FM　17
Medical Quality Improvement：
　MQI　20
PDCA サイクル　15
6 R　88
Total Quality Management：
　TQM　13
Unified Modeling Language：
　UML　33
Value chain　25

あ　行

アクション　45
後工程はお客様　25

イベント駆動プロセス　53
医療事故発生報告書　17
医療の質向上活動　20
医療の TQM 七つ道具　14
医療の特性　13
医療の特徴　13
医療は特殊　13
インターフェース　25

オブジェクト　34
　　──指向　34

か　行

開始ノード　45
確認する　41

管理サイクル　15

業務工程　24
　　──表　17
業務フローモデル　33

源流管理　25

構造図　34
工程　24
　　──管理　25
　　──で質を造り込む　25
コントロールフロー　45

さ　行

事後対応　16
質重視の経営　13
自分中心　26
終了ノード　47
照合する　41

接続　45
前提条件　45, 51

総合的質経営　13

た　行

ダブルチェック　43, 88
単位業務　18

統一モデリング言語　33
同期バー　48

取り違い　44

な　行

ノート　47

は　行

バリューチェーン　25

付加価値　25
不具合様式　17
振る舞い図　34
プロセス　24
　　──オーナー　26
　　──概要図　27
　　──管理　25
　　──・フロー　24
分岐　47

ま　行

マイナスの付加価値　25
前工程もお客様　25

見える化　14
未然防止　16

よ，ろ

要求開発　34
要求仕様　34
要求創造　34

ロール　45

シリーズ　医療安全確保の考え方と手法 3
業務工程（フロー）図作成の基礎知識と活用事例［第 2 版］
　［演習問題付き］

定価：本体 2,200 円（税別）

2016 年 1 月 18 日　　第 1 版第 1 刷発行
2021 年 4 月 15 日　　第 2 版第 1 刷発行

編 著 者　飯田　修平

発 行 者　揖斐　敏夫

発 行 所　一般財団法人　日本規格協会
　　　　　〒108-0073　東京都港区三田 3 丁目 13-12　三田 MT ビル
　　　　　　　　　　　https://www.jsa.or.jp/
　　　　　　　　　　　振替　00160-2-195146

製　　作　日本規格協会ソリューションズ株式会社
印 刷 所　日本ハイコム株式会社
製作協力　有限会社カイ編集舎

© Shuhei Iida, et al., 2021　　　　　　　　　　　　Printed in Japan
ISBN978-4-542-50520-9

● 当会発行図書，海外規格のお求めは，下記をご利用ください．
　JSA Webdesk（オンライン注文）：https://webdesk.jsa.or.jp/
　通信販売：電話（03）4231-8550　FAX（03）4231-8665
　書店販売：電話（03）4231-8553　FAX（03）4231-8667